W0355993

Bettina-Nicola Lindner

Die Heidelbeere, das blaue Gesundheitswunder

Schützt Gehirn und Gefäße, stabilisiert den Blutzucker, hemmt Entzündungen

VAK vital

VAK Verlags GmbH
Kirchzarten bei Freiburg

Vorbemerkung des Verlags
Dieses Buch dient der Information über Möglichkeiten der Gesundheitsvorsorge und Selbsthilfe. Wer sie anwendet, tut dies in eigener Verantwortung. Autorin und Verlag beabsichtigen nicht, Diagnosen zu stellen und Therapieempfehlungen zu geben. Die Informationen in diesem Buch sind nicht als Ersatz für professionelle medizinische Behandlung bei gesundheitlichen Beschwerden zu verstehen.

Bibliografische Information der Deutschen Bibliothek
Die Deutsche Bibliothek verzeichnet diese Publikation in der Deutschen Nationalbibliografie; detaillierte bibliografische Daten sind im Internet über http://ddb.d-nb.de abrufbar.

VAK Verlags GmbH
Eschbachstraße 5
79199 Kirchzarten
Deutschland
Das komplette Verlagsprogramm mit Leseproben finden Sie im Internet unter: www.vakverlag.de

Lektorat: Nadine Britsch
Fotos: S.7 © Flydine, S.11 © james_wheeler, S.23 © Maksim Shebeko, S.37 © mapoli-photo, S.49 © underdogstudios, S.53 © HarmonyImages, S.62 © kojin, S.64 © M.studio, S.66 © AlenKadr, S.67 © LianeM, S.71 © behewa, S.77 © Björn Wylezich, S.82 © zi3000, S.84 © Kitty, S.85 © AfricaStudio, alle Fotolia; S. 95 © B.N. Lindner; S. 19, 30, 32, 38, 43, 45, 48, 56, 59 alle © Microsoft Cliparts
Umschlagdesign: Hugo Waschkowski, Freiburg
Umschlagfoto: © Brian Jackson, fotolia.com
Reihenlayout: Karl-Heinz Mundinger, VAK
Satz: Goar Engeländer, www.dametec.de
Druck: Kern GmbH, Bexbach
Printed in Germany
ISBN 978-3-86731-180-9

Inhalt

• • •

Dieses Buch widme ich
der wilden blauen Beere im Wald
– die sich selbst unerschütterlich treu bleibt –
und uns damit Gesundheit, Freude, Schutz
und einen klaren Blick
auf unser Leben schenkt.
Danke!

„Nicht wir – die Naturkräfte sind die Ärzte."

Hippokrates

Vorwort: Heilung in Blau

Ich freue mich, dass ich dieses Buch geschrieben habe! Wie anders hätte ich so intensiv herausfinden können, dass schlichte blaue Beeren aus der Natur, die man heute für wenige Euro in jedem Supermarkt bekommt, eine so außergewöhnlich starke Heilkraft besitzen. So stark, dass sie es mit vielen chemischen Medikamenten aufnehmen können. Und dies ganz ohne Nebenwirkungen und im Preisvergleich unschlagbar!

Kein Wunder, dass die Heidelbeere zur „Frucht des Jahres 2015" gekürt wurde. Sie gehört nicht nur zur Riege der Superfoods, einer Gruppe von internationalen Nährwert-Superstars, die eine herausragende Wirkung auf unsere Gesundheit haben. Sie hat auch die beste antioxidative Kapazität (sogenannter ORAC-Wert), die man laut Forschung für Früchte zu vergeben hat, und sie ist vielseitig genug, ihre Kräfte gegen das Kranksein und das Altern nicht nur körperlich, sondern auch seelisch und energetisch wirken zu lassen.

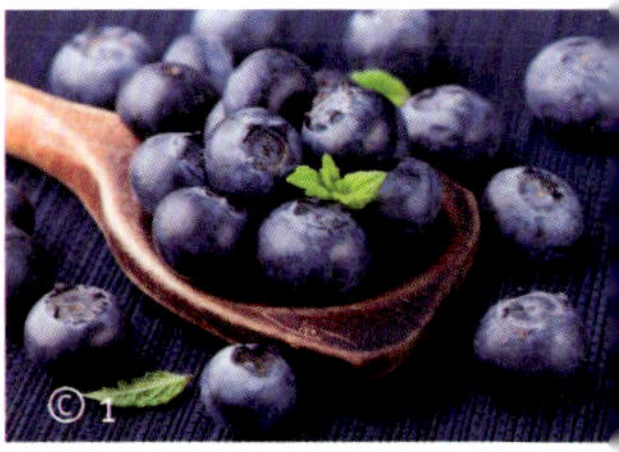
© 1

Ich bin begeistert davon, was die blauen Farbstoffe in den Beeren alles bewirken können. Sie bieten tatsächlich so etwas wie ein „Rundum-sorglos-Paket":

Zunächst einmal „misten" sie in unserem Gehirn aus – machen also wieder Platz für das Wesentliche und für Neues –, gleichzeitig heben sie unsere Laune und holen uns aus Depressionen und Stimmungstiefs heraus. Sogar Suizidgefährdete können dank der Zauberbeeren wieder ans Leben glauben, sagt die aktuellste Forschung (Federation of American Societies for Experimental Biology (FASEB): „Blueberries may offer benefits for post-traumatic stress disorder“, in: *ScienceDaily*, 5.4.16).

Blaubeeren helfen uns, uns besser abzugrenzen und unser Ich besser zu leben. Als Anti-Arteriosklerose-Frucht putzt sie unsere Adern frei und schützt uns so vor Herzinfarkt, Schlaganfall und vielem mehr. Blutdruck und Blutzucker werden gesenkt. Die Augen (angeblich auch das dritte) werden gestärkt, vor allem bei Nachtfahrten und bei Computerarbeit, viele Augenerkrankungen werden gelindert. Die Pflanzenstoffe vitalisieren und schützen uns. Sie vertreiben gefährliche freie Radikale, die unseren Zellen die Luft nehmen und sie in Richtung Krebs entarten lassen und die uns gleichzeitig schneller altern lassen sowie viele weitere Erkrankungen begünstigen. Heidelbeeren pflegen Magen und Darm und verjagen Parasiten im Körper. Sie helfen uns bei der Fettverbrennung, auf dem Weg zur schlankeren Figur und zur sportlichen Fitness – und das alles kalorienarm und superlecker! Sie bewahren uns im Alter vor Stürzen und der großen Vergesslichkeit. Was will man mehr!

Auch wenn die Studien zur Heidelbeere in einigen Bereichen noch in den Kinderschuhen stecken, gibt es unzählige positive Erfahrungsberichte. Die Indianer Nordamerikas nennen die Blaubeeren „Sternenfrüchte“ und glauben, dass sie ein Geschenk des „Großen Geistes“ sind. Die Naturstämme wussten lange schon vor uns, welche Kraft in den blauen Beeren steckt.

Wer heilt, hat recht, heißt es – und nicht: Wer recht hat, heilt!

Die moderne wissenschaftliche Forschung braucht meist sehr lange, um bereits Erfahrenes bestätigen zu können. Ich hoffe, dass ich Sie, liebe Leserin, lieber Leser, mit meiner Begeisterung über die blaue Superbeere anstecken kann – und dass Sie langfristig für Ihre Gesundheit profitieren können.

Heilbeeren gelten in ihrer Lebensform als nahezu unsterblich. Menschen verhelfen die Früchte zwar nicht zum ewigen Leben; verlängern und in der Qualität verbessern, können sie es aber. Unsere Lebenszeit ist zu 50 % genetisch vorprogrammiert. Die anderen 50 % aber hängen davon ab, wie gesund wir durch das Leben gehen und welche Nahrung wir zu uns nehmen. Mein Tipp: Geben Sie den „blauen Pillen“ oder dem Blaubeersaft einen festen Platz in Ihrer täglichen Ernährung und fördern Sie damit Ihre Gesundheit und Ihre Lebensqualität!

Viel Freude beim Lesen, guten Appetit und: Bleiben Sie gesund!

Geschichte der Heidelbeere

In alten Zeiten waren Heidelbeeren immer ein wesentlicher Bestandteil der Ernährung. Bevor die Menschen vor 10 000 Jahren nach und nach sesshaft wurden, lebten sie lange Zeit als Jäger, Sammler und Fallensteller. Zu essen gab es nur das, was die Natur hergab, wie Fleisch, Wurzeln und wilde Beeren.

Früher gab es Blaubeeren nur nach mühsamem Suchen im Wald – heute kann man die leckeren Früchte sogar im eigenen Garten ernten, ohne sich den Rücken krumm zu machen. Und natürlich gibt es sie im Supermarkt – inzwischen fast das ganze Jahr über, allerdings nur die kultivierte Sorte. Ein Hauptnahrungsmittel ist die blaue Beere heute schon lange nicht mehr – eher ein schmackhaftes Extra.

Ursprünglich kam die Heidelbeere als typische Wildfrucht in den Kiefern- und Fichtenwäldern sowie den Hochmooren und Heiden Eurasiens und Nordamerikas vor, bis man sie vor etwa 100 Jahren in Nordamerika zu kultivieren begann. Bis weit ins 19. Jahrhundert aßen die Menschen viele wilde Heidelbeeren. Sie schmeckten so gut, dass sich niemand die Mühe machte, Kulturheidelbeeren anzubauen. Das änderte sich mit der Industrialisierung, als viele Menschen in die Stadt zogen. Anfangs verkaufen Beerensammler vom Land ihre Ernte an die Stadtbewohner. Dann, im Jahr 1910, begann der Botaniker Frederick Coville aus New Jersey verschiedene wilde Heidelbeeren zu kreuzen. Er wollte eine leicht wachsende Heidelbeere für Heimgärten und Bauernhöfe kultivieren. Nach jahrelanger Selektion und Kreuzung hatte er es geschafft: Die von ihm gezüchteten Kulturheidelbeeren waren mehr als 1,5 Meter hoch, sie trugen Trauben großer Beeren, deren Samen vernachlässigbar klein war – alles für eine leichte Ernte. In den folgenden Jahren entstanden mehr als 50 Kulturheidelbeer-Sorten.

Eine Agrarexplosion war die Folge. Während man 1930 gerade einmal 100 Hektar Kulturheidelbeeren zählte, waren es 1965 schon 10 000 Hektar! Heute werden in den USA mehr als 20 000 Hektar angebaut, vor allem in New Jersey, Michigan und North Carolina – was eine Gesamternte von 60 000 Tonnen ergibt – das sind fast 90 % der Welternte. Dabei wird ein Drittel der Kulturheidelbeeren frisch verzehrt, ein zweites Drittel wandert getrocknet in die Schachteln ungezählter Müslis und Kraftriegel und das letzte Drittel wird tiefgefroren zum Backen von Muffins oder für Sirups und Marmeladen verwendet.

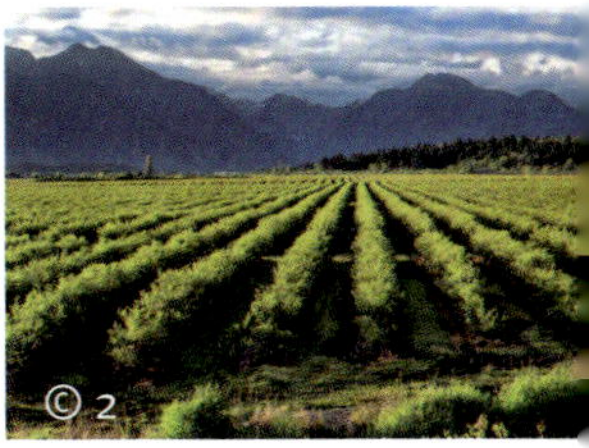

Seit den 1930er-Jahren versuchte man auch in Deutschland die Züchtungen aus den USA anzupflanzen. Seit den 1960er-Jahren nahm der Anbau zu und heute sind die größten Anbaugebiete in der Lüneburger Heide, Brandenburg, Teilen von Oldenburg sowie in Gebieten in Bayern und Baden-Württemberg zu finden.

Heidelbeer-Heilkunde im Lauf der Zeit

Während Heidelbeeren in der heutigen Naturheilkunde ein beliebtes Volksmittel sind, werden sie in Werken der Ärzte des Altertums nur selten genannt.

Die Heilwirkung der Waldbeere erwähnte als Erste die Äbtissin Hildegard von Bingen (1098–1179) in ihrem Buch *Physica*. Hildegard nutzte vor allem getrocknete Beeren als Kompresse und setzte sie zur Wundheilung ein. Der Botaniker Hieronymus Bock (1498–1554) brachte in seinem Werk *Das Kreütter Buch* ausführliche Hinweise auf die Heilwirkung der Heidelbeere. So wurde sie beispielsweise bei Magenkrankheiten und Lungenbeschwerden sowie bei Husten eingesetzt. In der Volksheilkunde bereitete man aus den Beeren gerne Sirup, Mus oder Wein zu, die dann als Arzneimittel verwendet wurden.

Ein Zitat aus dem *Neuw Kreuterbuch* des deutschen Forschers und Naturarztes Jacobus Tabernaemontanus (ca. 1520–1590) belegt die vielseitige Anwendung der Heidelbeere in der damaligen Zeit:

Von diesen Blättern mit Rosenöl ein Pflaster gemacht /
ist nutz zur Geschwulst an heimlichen Orten.
Der Safft der Blätter im Mund gehalten /
ist gut für die Fäule.
Die Wurzel gepulvert /
in die Wunden gestreuet /
benimmt das faul Fleisch
und heilet sehr.
Die roten Heidelbeer gedörret und gepulvert und eingenommen /
ist gut wider den Stein /
soll kräftig die Ruhr und den Bauchfluß stellen.

Petrus Andreas Lonicerus erwähnt in seinem *Kreuterbuch* (1564) die Blätter und Früchte der Blaubeere als Brechmittel und wirksam bei Blasensteinen und Gallenleiden, den Blättersaft allein gegen Mundfäule, Blutspeien (die heutige Bezeichnung Bluterbrechen oder Blutspucken deutet meist auf eine Erkrankung der Speiseröhre oder des Magens hin) und Lendenstein (Nierenstein). Beeren- und Blätteraufgüsse sollen bei Frauen die Periodenblutung auslösen oder verstärken.

Besonders geschätzt wurde die Blaubeere später von Pfarrer Sebastian Kneipp (1821–1897): „Kein Haus sollte sein, das nicht eine gute Portion Heidelbeeren dörrt und fürs Jahr aufbewahrt. Sie sind zu gar vielem nütze. (...) Wer an leichten Diarrhoen [Durchfällen] mit Schleimbeimengungen leidet, nehme von Zeit zu Zeit einige getrocknete, rohe Heidelbeeren zu sich, kaue sie gründlich und schlucke sie. (...) Sobald sich die Stühle der Säuglinge reichlich blau färben, pflegt die Wirkung voll einzusetzen“, beschreibt der Bad Wörishofener Geistliche.

Der Schweizer Kräuterpfarrer Künzle (1857–1945) verordnete die frischen Beeren gegen Madenwürmer – eine Anwendung, die heute noch aktuell ist –, und weil Heidelbeeren so gesund sind, kursierte in den Dörfern sogar der Spruch: „In der Heidelbeerernte kann der Arzt auf Urlaub gehen.“

Heidelbeersammeln ist beliebt, aber auch mühselig, und ergiebige Sammelplätze wurden daher meist geheim gehalten. Im südlichen Schwarzwald, in Heubronn, kam es deshalb im August 1914 zu einer Schießerei, weil sich eingereiste Plünderer trotz des erlassenen Sammelverbotes für Fremde mit Einheimischen um die Beeren stritten. Verletzt wurde keiner – aber die „Beerenschlacht“ wurde groß in der Presse ausgetragen.

Der Name – viele Namen

Der wissenschaftliche Name der Heidelbeere *Vaccinium myrtillus* steht in Zusammenhang mit dem lateinischen Begriff *baccinium* für Beerenstrauch; *myrtillus* ist für die Heidelbeere auf Grund der mit der Myrte ähnlichen Früchte und Blätter gebraucht worden. Der deutsche Pflanzenname „Heidelbeere“ bedeutet so viel wie Buschbeere oder auf der Heide wachsende Beere. Ein Bezug besteht auch zur Heiden-Beere, der Beere, die bei Nichtchristen besondere Verehrung genoss.

Die Heidelbeere sprüht nur so vor heilkräftigen Inhaltsstoffen, sie ist seit Langem tief im Brauchtum verwurzelt – so hat sie mit der Zeit auch viele verschiedene Namen erhalten, z. B.: Angelbeere, Äuglbeer, Balubeer, Bickbeere, Bibberken, Bickbäre, Blaubeere, Eiglbeer, Griffelbeere, Haarepier, Hällbeere, Haselbeeri, Hasenbeere, Heedelbeere, Heilebêre, Heubeere, Heuberi, Heibeer, Heiberi, Heidel, Heipperi, Hoabeer, Krackbeere, Krähenauge, Krähenaugen, Krainogen, Mehlbeere, Mollbeere, Mombeere, Moosbeere, Mostbeere, Pechbeere, Pickbier, Schnudderbeeri, Schwarzbeere, Schwarzäugelbeer, Schwarze Besinge, Sentbeere, Staudelbeere, Taubeere, Waldbeere, Waldheidelbeere, Walbite, Wehle, Wehlchen, Wildbeere, Worbel(n), Zeckbeere.

Kultur- oder Wildblaubeere? Je wilder und blauer, desto gesünder

Von Juni bis Anfang September wachsen in den Kiefern- und Fichtenwäldern Europas und Nordamerikas blau-violette Heidelbeeren. Das Sammeln ist zeitaufwendig und der Ertrag ist vergleichsweise niedrig, weil die Waldheidelbeere nur wild wächst, nur kleine Beeren hat und sich nicht kultivieren lässt. Da die Beeren im Supermarkt und auf den Märkten auch nicht immer zu bekommen sind – trotz der Importe aus den Ostblockländern von 3000–4000 Tonnen jährlich –, greift man heute gern und oft (90 % des Umsatzes!) zu Kulturheidelbeeren, die zu großen Teilen aus Nordamerika eingeführt werden. Die gibt es im Sommer fast immer und überall. Sie sind zwar säuerlicher und weniger aromatisch, dafür aber größer, fester und haltbarer als die wilde Konkurrenz. Übrigens: Die Kulturheidelbeere stammt von US-Sorten ab – und hat keine direkte Verwandtschaft mit unserer europäischen Wildheidelbeere.

Welche und wie viele Inhaltsstoffe eine Beere enthält, hängt stark von den Bedingungen ab, unter denen sie wächst und reift. Kulturheidelbeeren sind größer als ihre wilden Cousinen aus dem Wald und haben helles Fruchtfleisch und eine festere Schale und sind deshalb unempfindlicher.

Wild gewachsene Blaubeeren sind sensibler, kleiner und von intensiverem Blau – auch das Fruchtfleisch ist „blaubeerblau“ und sie enthalten mehr Antioxidanzien als ihre kultivierten Kollegen. Denn die bioaktiven Heilstoffe stecken im Farbstoff der Früchte. Je kräftiger das Blau der Beeren, desto gesünder sind sie also für uns. Wer die Auswahl zwischen wilden und kultivierten Heidelbeeren hat, sollte die Früchte aus dem Wald bevorzugen. Sie sind nicht nur gesünder, sondern auch geschmacksintensiver.

Als Wildpflanzen können sie extreme Temperaturen und klimatische Schwankungen überstehen – aber auch Kulturheidelbeeren haben viele dieser Tugenden von ihren wilden Vorfahren mitbekommen. Heidelbeeren gedeihen am besten auf sauren, also an Biostoffen „armen" Böden. Auch als Kulturpflanzen benötigen die Sträucher wenig oder gar keinen Dünger oder Pestizide und Insektizide – und sind deshalb für den biologischen Anbau hervorragend geeignet!

Wilde Waldbeeren für die Nahrungsmittelindustrie (Konserven, Tiefkühlkost) kommen meistens aus Nordamerika und Kanada. Dort wachsen sie seit Jahrtausenden auf riesigen Flächen und werden naturnah gepflegt, geerntet und oftmals schonend schockgefrostet. Wenn Sie also beim Einkaufen im Tiefkühlregal wilde Heidelbeeren entdecken, ist das manchmal die bessere Alternative zu den frischen Kulturheidelbeeren in der Obstabteilung.

Der Nährstoffgehalt organisch angebauter Blaubeeren ist höher als der von konventionellen. Bei einer Studie wurde die antioxidative Wirkung von organisch gewachsenen und konventionell erzeugten Blaubeeren verglichen; es zeigte sich, dass die organisch wachsenden Beeren deutlich höhere Konzentrationen von Phenolen und Anthocyanen aufwiesen als Kulturheidelbeeren. Dennoch sind die kultivierten Beeren, verglichen mit anderen Früchten, immer noch ein „Superfood" und eine gesunde Empfehlung. Um eine ähnliche Menge an Wirkstoffen zu sich zu nehmen wie bei wilden Beeren, müssen einfach mehr Beeren verzehrt werden. So enthalten 200 g Kulturheidelbeeren in etwa so viele Anthocyane wie 100 g Waldheidelbeeren.

Wilde Blaubeeren sind bei der Bestäubung und Vermehrung auf die Hilfe von Tieren angewiesen. Meist tragen Vögel zur Verbreitung der wilden Blaubeere teil. Sie verzehren die Früchte und scheiden die Samen dann an anderen Orten wieder aus. Die Anfangsmehrung der Heidelbeere erfolgt auf diese Weise durch Samen, danach aber durch eine Art Ablegersystem – die Rhizome. Rhizome wachsen nahe an der Bodenoberfläche. Aus ihnen entstehen neue Stämme, die die Bodenoberfläche durchdringen, und Wurzeln, die unter der Erde wachsen. Heidelbeersträucher gelten wegen dieses unterirdischen Wurzelgeflechts nahezu als „unsterblich“.

Heilzentrum Wald

Ihre Blätter riechen nach Wald, ihre Früchte schmecken danach – ihr hoher Gehalt an bioaktiven Stoffen macht die Waldbeeren zu einem einzigartigen Powersnack. Woher hat die Heidelbeere ihre einzigartige Heilkraft? Man möchte sagen, sie trägt die „Melodie des Waldes" in sich! Die perfekte Zusammensetzung der Wirkstoffe entsteht durch die Anpassung an ihre Umwelt im Wald. Zusammengewirkt haben hier viele ganzheitliche Faktoren, die mit Chemie allein nicht erklärbar sind. Die Früchte aus dem Wald helfen unserem Körper, aber sie wirken auch auf – oder über – unsere Seele. Und was sie uns schenken, können wir uns nochmals selbst schenken, indem wir in den Wald gehen, dort spazierengehen oder sitzen und z. B. Heidelbeeren sammeln. Dann erfahren wir doppelt Wohltuendes, durch die Beeren und durch den Wald selbst. Das Ganze ist mehr als die Summe seiner Teile.

Die Apotheke des Waldes

Er gibt uns reine Luft zum Atmen, ein wohltuendes Klima für Körper und Seele und eine Atmosphäre, um zu uns selbst zu finden. Der Wald birgt ein schier unerschöpfliches Potenzial an Heilmitteln aus Bäumen, Sträuchern, Kräutern und Pilzen in sich. Doch das beste „Medikament" des Waldes ist unbestritten der Wald selbst.

Schon wenige Meter vom Waldrand entfernt fällt die Hektik des Alltags von uns ab. Neben guter Luft ist hier die traumhafte Ruhe absoluter Trumpf. Je weiter man in den Wald hineingeht, desto wirksamer wird sie – die Entspannung.

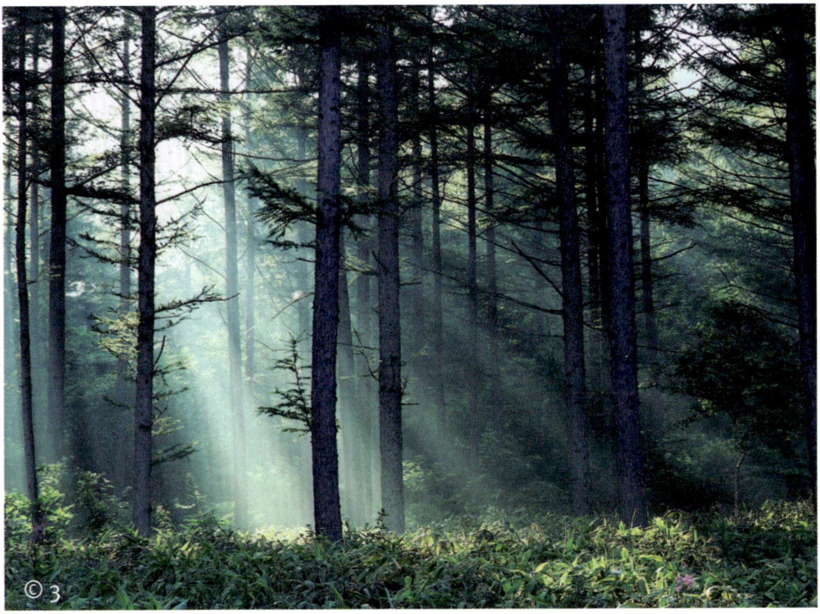

Im Gegensatz zur Stadt bietet der Wald zwar eine Fülle von Eindrücken, aber ohne die Gefahr der Reizüberflutung. Statt Verkehrslärm hört man hier die Vögel zwitschern, die Bäume rauschen, das Gebüsch rascheln, vielleicht auch einen Bach plätschern oder es gibt einfach das wunderbare Nichts, Stille pur. Der Halbschatten und das viele Grün wirken beruhigend auf unser System. Wer seine Sinne für diese intensive Natur öffnet, wird bald in eine positive Stimmung versetzt und kann Negatives loslassen.

Wer an Heidelbeeren denkt, der denkt auch an den Wald, ihren Lebensraum. Wer Heidelbeeren aus dem Wald isst, der einverleibt sich gleichzeitig auch die gesunde Energie des Waldes und damit noch weitreichendere Heilungschancen. Viele unserer Erkrankungen haben die Ursache darin, dass wir uns von unserer Natur, unserem Selbst entfernt haben. Der Weg durch den Wald kann neue Möglichkeiten aufspüren und uns

uns selbst wieder näher bringen. Viele Symptome des Körpers können sich so von selbst lindern.

Heilendes Waldklima

Unter dem Blätterdach bildet sich in den Wäldern ein spezielles Innenklima aus. Im Gegensatz zum offenen Gelände gibt es eine höhere Luftfeuchtigkeit, weniger Wind und eine geringere Lichtintensität. Bei einem Waldspaziergang wechseln ständig Licht mit Schatten und relative Wärme mit Kühle. Diese anregenden Wechsel gelten als heilsam bei vielen Erkrankungen – deshalb liegen wohl auch viele Bäder und Kurorte in Waldgebieten. Die reine Waldluft ist nicht nur für den Gesunden eine Wohltat. Insbesondere Allergiker, Asthmatiker und Menschen, die an Neurodermitis oder an Herzschwäche leiden, erreichen gute Therapie-Erfolge durch Aufenthalte in Wäldern. Wer nicht so gut zu Fuß ist, kann sich auch einfach eine Weile im Wald auf eine Bank oder eine Baumwurzel setzen. Der neueste Trend aus Japan nennt sich *Shinrin-yoku* – „Waldbaden“ oder „Einatmen der Waldatmosphäre“. Im Wald trifft das kommunikationsfähige Immunsystem des Menschen auf die kommunizierenden Pflanzen. Das gesundheitliche Potenzial, das hierbei entsteht, ist sagenhaft. So sehr, dass 2012 an japanischen Universitäten ein eigener medizinischer Forschungszweig gegründet wurde: „Forest Medicine“ oder Waldmedizin. Innerhalb kurzer Zeit begannen Wissenschaftler überall auf der Erde sich an dieser Forschung zu beteiligen. Die ersten Bücher zum Thema finden wir seit Monaten auf unseren Bestseller-Listen. Wer Waldluft einatmet, inhaliert einen wertvollen Cocktail aus bioaktiven Pflanzen, die von Pflanzen an die Waldluft abgegeben werden. Dabei geschehen viele gesunde Dinge:

- Waldluft erhöht die Anzahl der natürlichen Killerzellen (eine Form der weißen Blutkörperchen, die den Körper u. a. gegen Viren und entartete Zellen [Tumoren] schützen können).
- Waldluft macht unsere natürlichen Killerzellen aktiver (ein ausgedehnter Waldspaziergang erhöht die Aktivität unserer natürlichen Killerzellen für etwa sieben Tage). Wer zwei Tage in einem Waldgebiet verbringen kann, dessen Killerzellen werden zu 50 % aktiver – und das für ganze 30 Tage.
- Nach Regen oder bei Nebel schwirren besonders viele Anti-Krebs-Terpene in der Waldluft umher. Dann ist also ein „Waldbaden" besonders effektiv. (Terpene sind der Hauptbestandteil der in Pflanzen produzierten ätherischen Öle.)
- Der Wald steigert – über die Kommunikation mit unserem Unbewussten – unsere Konzentration, entspannt und hilft uns Stress abzubauen. So wird z. B. das Stresshormon Cortisol beim bloßen Aufenthalt im Wald zurückgefahren. Im Wald senkt sich der Blutdruck und die Herzfrequenz stabilisiert sich. Zugleich wird das Hormon DHEA vermehrt im Körper gebildet. DHEA gilt als Herzschutz-Substanz. Es schützt nicht nur das Herz, sondern auch den Menschen vor Diabetes und reduziert außerdem die Gefahr der Fettleibigkeit.
- Als „grüne Couch" mindert der Wald – bei regelmäßigen Aufenthalten – Symptome und Belastungen bei Angst- und Panikstörungen, bei Depression, Burn-out, chronischem Müdigkeitssyndrom, Beziehung- und Sinnkrisen, beruflichen Krisen u. a.
- Die Energie des Waldes aktiviert unseren Vagus, den Nerv der Ruhe und Regeneration, der für unsere Entspannung und die Wiederherstellung unserer körperlichen und geistigen Ressourcen zuständig ist.

Vorkommen und Anbau

Die Heidelbeere (*Vaccinium myrtillus*) gehört zur großen Familie der Heidekrautgewächse (*Ericaceae*). Sie hat viele Verwandte wie etwa die Preiselbeere, die Cranberry, die Moosbeere, die Rauschbeere und die Kulturheidelbeere (*Vaccinium corymbosum*). Weltweit gibt es etwa 450 Vaccinium-Arten und inzwischen mehr als 100 Kulturheidelbeer-Sorten.

In Nordamerika ist von Colorado über Utah bis nach Alaska überall die Heidelbeere in großen Mengen zu finden. Und auch auf dem russisch-asiatischen Kontinent wachsen die blauen Beeren wild und zahlreich. Wilde Blaubeersträucher bedecken den Boden ganzer Wälder.

Vorkommen der europäischen Wild-Heidelbeere

Auch in unseren Breitengraden ist die Blaubeere weit verbreitet. Die wilde Beere wächst in großen Familienverbänden in lichten Laub- und Nadelwäldern, auf sandigen Heideböden und Hochmooren. Auch im Gebirge findet man sie, z. B. in Graubünden bis auf 2800 Meter ü. M.! Der kleine Halbstrauch wird 20–30 cm, manchmal bis zu 50 cm hoch, vermehrt sich über Ausläufer und Samenflug (Vögel) und bedeckt deshalb oft große Flächen. Die Beere blüht von Mai bis Juni. Die grünen Blätter sind kurz gestielt, eiförmig, am Rand leicht gesägt und wechselständig angeordnet. In ihren Achseln stehen die glockigen, kugeligen, zuerst grünen, dann rot überlaufenden Blüten, die sich im Sommer während der Reife zu blauschwarzen Beeren verwandeln.

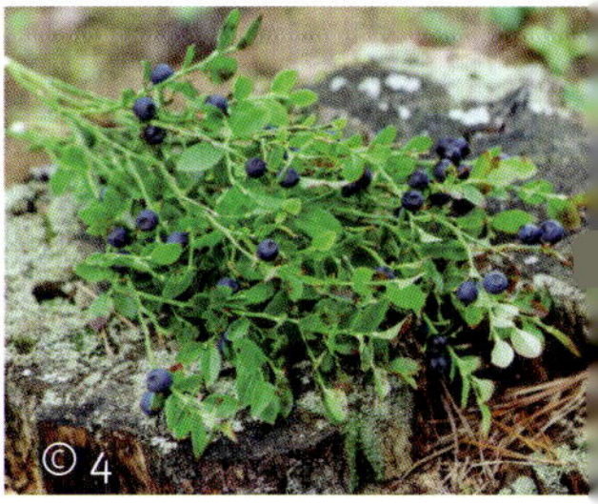

Die besten wilden Beeren in Deutschland sollen u. a. im Bayerischen Wald wachsen.

Von Juli bis August werden die reifen Früchte einzeln mit der Hand gepflückt. Das komplette Abkämmen der Sträucher ist heute verboten. Der hohe Gehalt an Vitamin C und Vitamin E bleibt durch die luftabsperrende Beerenhaut noch bis zu 3 Tage nach der Ernte erhalten.

Anbau der Kulturheidelbeere

Im Lebensmittelhandel erhält man bei uns hauptsächlich die wesentlich größere, aber an gesundheitlichen Wirkstoffen etwas ärmere Kulturheidelbeere, die seit Anfang des 20. Jahrhunderts (seit 1910) gezüchtet wurde. Die größten Anbaugebiete in Deutschland befinden sich in Norddeutschland; wesentlich größere Anbaugebiete sind vor allem in Nordamerika zu finden.

Heidelbeeren richtig pflanzen

Heidelbeeren sind beliebte Sträucher für den Obstgarten, stellen aber spezielle Ansprüche an Boden und Standort. Sie brauchen einen lockeren, humusreichen, kalkfreien, sauren und nährstoffarmen Boden mit einem pH-Wert von 4,0 bis 5,2. Am besten pflanzt man Heidelbeersträucher im Spätherbst oder Winter. Der Abstand zwischen den Pflanzen sollte etwa 1,5 Meter betragen.

Die Kultur-Heidelbeeren stammen nicht von der heimischen Blaubeere (*Vaccinium myrtillus*) ab, sondern sind aus Kreuzungen der Amerikanischen Blaubeere (*Vaccinium corymbosum*) mit anderen Arten (z. B. Pennsylvania Blueberry) hervorgegangen. Obwohl fast alle Kultur-Heidelbeeren selbstfruchtbar sind, sollte man mindestens zwei unterschiedliche Sorten pflanzen, denn dann ist der Fruchtertrag wesentlich höher. Die Blüten öffnen sich je nach Sorte ab Anfang Mai und werden von Insekten bestäubt.

Heute werden in jeder größeren Pflanzenhandlung Heidelbeerzüchtungen angeboten. Schon ein kleiner Vorgarten genügt zum Eigenanbau und bringt reichliche Ernte. Für deutsche Gärten sind einige Sorten besonders zu empfehlen, weil sie sehr ertragreich, widerstandsfähig und kaum anfällig für Krankheiten sind, z. B. „Bluecrop“, „Collins“, „Blueray“, „Dixi“ und „Goldtraube“ – sie alle gehen auf amerikanische Sorten zurück.

Tipps für die Ernte

Ernten Sie nur vollreife Beeren. Grüne Früchte haben noch kein Aroma – und sie reifen auch nach dem Pflücken nicht mehr nach.

Die beste Erntezeit ist morgens; Blaubeeren sollte man nicht bei starker Sonneneinstrahlung pflücken – und auch nicht, wenn es einige Tage geregnet hat, denn dann sind die Wirkstoffe „verwässert“.

Verstauen Sie die Beeren in einem Weiden-Korb, dann werden sie nicht zerdrückt und das feine Aroma bleibt erhalten. Die Lagerung in Plastik- oder Metallbehältern kann das Aroma verändern und die Früchte eventuell andrücken. Bewahren Sie die frischgepflückten Beeren möglichst kurz auf, höchstens 1–2 Tage.

Nehmen Sie sich Zeit beim Sammeln und pflücken Sie die Beeren einzeln ab – so ersparen Sie sich blau gefärbte Hände und Flecken auf der Kleidung, die sich nur sehr schwer wieder entfernen lassen.

Wirk- und Inhaltsstoffe

Blaubeeren gehören zu den besten Verbündeten unseres Körpers. Ihre Fähigkeit, freie Radikale auszuschalten, bewahrt uns vor alltäglichen Belastungen durch Pestizide, Sonneneinstrahlung und Schwermetallen; sie schützt unsere Zellen vor freien Radikalen und beugt dadurch Herzerkrankungen und Krebs vor. Gleichzeitig wird das Immunsystem gestärkt. Im Vergleich zu anderem Obst – auch Beeren – haben die blauen Kugeln bei Weitem das höchste antioxidative Potenzial.

Drei Hauptwirkstoffe: Anthocyane, Gerbstoffe, Pektine

Die Heidelbeere ist übervoll mit gesunden Inhaltsstoffen. Ganz besonders ist, dass sie Giftstoffe färbt, gerbt und bindet – oder anders ausgedrückt: sie vitalisiert, schützt und entgiftet zugleich, und das in vielen Bereichen unseres Körpers. Verantwortlich hierfür sind in erster Linie die blauen und roten Pflanzenfarbstoffe, die sogenannten Anthocyane, in Verbindung mit verschiedenen Gerbstoffen und Pektinen, die gemeinsam zusammenwirken (Synergie) und dadurch eine besondere Heilwirkung erreichen.

Während reine Gerbsäure die Schleimhäute der oberen Verdauungswege angreifen und gerben würde, muss die an organische Farbstoffe gebundene Gerbsäure erst im Darm aufgespalten werden. Sie wirkt dadurch neben den Farbstoffen auf den gesamten Darmkanal stetig und intensiv ein.

Diese bioaktiven Pflanzenstoffe üben eine außerordentliche Heil- und Regenerationskraft auf den gesamten Organismus aus. Auffallend ist ihre allgemein verjüngende Wirkung durch die Intensivierung der Sauerstoffverwertung in den Zellen. Insbesondere fördern sie die Steuer- und Koordinationsprozesse im Gehirn und entschlacken das zerebrale Gefäßsystem.

Heidelbeerfrüchte

Wirksamkeitsmitbestimmende Inhaltsstoffe sind beispielsweise Anthocyane (v.a. Delphinidin, Cyanidin, Myrtillin u.a.), Gerbstoffe und die Gerbstoffvorstufen Catechin und Epicatechin (5–10 %), Pektine, Flavonoide (Hyperosid, Isoquercitrin, Astralgin), organische Säuren (Chlorogen-, Ferula- und Syringasäure), Fruchtsäuren (u.a. Apfel- und Zitronensäure), Triterpene, Pterostilben, Carotin, die Vitamine A, C, E und B-Vitamine, Kalzium, Kalium und Eisen sowie Chrom und Mangan.

Zu den Eigenschaften der Heidelbeere zählen eine stopfende Wirkung, sie sind entzündungshemmend, zusammenziehend, brechreizlindernd, keimhemmend, anregend, antioxidativ und entgiftend.

In den Blättern (die heute nur selten verwendet werden), fand man ebenfalls Gerbstoffe, Flavonoide, Vitamin C, die Glykoside Arbutin, Vacciniin und Ericolin sowie Apfelsäure, Zitronensäure und Zucker.

Anthocyane: natürlicher Sonnenschutzfaktor

Pflanzen sind meist den ganzen Tag Sonnenlicht und ultravioletter Strahlung ausgesetzt. Um ihre Früchte gegen die Dauerbestrahlung zu schützen, bilden manche Pflanzen spezielle sekundäre Pflanzenstoffe, die sogenannten Polyphenole. Die blauen Anthocyane (u. a. in Heidelbeeren) sind eine Untergruppe dieser Polyphenole. Sie haben besonders stark schützende Eigenschaften und können zellschädigende freie Radikale beseitigen.

Der Begriff Anthocyane entstand aufgrund ihrer Farbe. *Kyanos* ist das griechische Wort für Dunkelblau. Diese Farbe wird auf der Zellebene durch ganz besondere Doppelbindungs-Strukturen hergestellt. Auf diese Weise können anthocyanreiche Früchte und Pflanzen in direktem Sonnenlicht gedeihen. Die Biostoffe sind also der natürliche Sonnenschutzfaktor für Pflanzen. Sie sind in der Lage, blau-grünes Licht und UV-Licht zu absorbieren. Die Wissenschaft hat bis heute 600 Arten von Anthocyanen entdeckt, die in unserer Natur vorkommen. Am häufigsten wurde das Anthocyan namens Cyanidin-3-Glucosid (C3G) gefunden, das auch vermehrt in Heidelbeeren zu finden ist. Mehrere Studien haben gezeigt, dass C3G einen direkten Einfluss auf die „Genexpression" hat. So aktiviert C3G jene Gene, die dem Körper mehr Schutz bieten, und blockiert gleichzeitig andere, die Schaden anrichten können.

Gerbstoffe ziehen zusammen

Die in Blättern und Früchten enthaltenen Gerbstoffe haben einen adstringierenden Effekt; das heißt, sie ziehen die Schleimhäute zusammen. Das Wirkprinzip: Gerbstoffe binden sich an Eiweiße, die sich in der Schleimhaut befinden, und verändern deren räumliche Struktur. Die Schleimhautoberfläche verfestigt sich und bewirkt damit, dass weder Durchfallerreger in die Darmschleimhaut gelangen, noch wichtige Nährstoffe und Wasser verloren gehen.

Pektine binden Gifte

Pektin dient als Geliermittel und ist eine vegane Alternative zu Gelatine. Für Menschen sind Pektine unverdaulich und wirken als Ballaststoff. Pektin pflegt die Darmschleimhaut, sorgt im Darm für einen physiologisch gesunden niedrigen pH-Wert, bindet Schwermetalle und Gifte und ermöglicht deren Ausscheidung. Eine pektinreiche Nahrung erhöht das Sättigungsgefühl und senkt den Cholesterinspiegel. Pektin ist wasserlöslich und stark quellfähig.

Medizinische Bedeutung in der heutigen Zeit: Das blaue Wunder

Blaubeeren sind nicht nur lecker, sondern auch sagenhaft gesund. Fasst man ihre Wirkungen zusammen, ergibt sich eine beachtliche Liste, denn sie:

- stabilisieren und reinigen die Blutgefäße (Arteriosklerose)
- stärken das Immunsystem
- verbessern die Sehkraft und heilen Augenerkrankungen
- erhöhen den Zellschutz und die Sauerstoffaufnahme
- optimieren die Gehirnfunktionen
- stärken Gedächtnis und Konzentration
- verbessern die Stimmung und reduzieren Depressionen
- senken den Blutzuckerspiegel
- entwässern und entgiften
- lindern und heilen Darmerkrankungen
- heilen Durchfall
- regulieren die Verdauung
- bauen Schleimhäute auf, schützen die Haut und stärken das Bindegewebe
- wirken antioxidativ und beugen Krebs vor
- lindern das Herzinfarktrisiko
- regulieren Cholesterin und Blutfettwerte
- helfen bei der Abwehr von Infekten
- reduzieren Gewicht
- haben einen Anti-Aging-Effekt
- steigern die körperliche Leistungsfähigkeit

Zwar sind bis heute nur zwei Indikationen der Blaubeere offiziell von der Kommission E des Bundesinstitutes für Arzneimittel und Medizinprodukte (BfArM) anerkannt und durch Studien eindeutig belegt:

1. bei unspezifischem akutem Durchfall und
2. bei Entzündungen im Mund- und Rachenbereich.

Doch die Powerfrüchte werden zurzeit in vielen Forschungsprojekten weiter untersucht, weil die zahlreichen positiven Effekte für Prävention, Anti-Aging, Herz-Kreislauf-Erkrankungen, Nervenschutz, Gefäßgesundheit, Blutzucker und Verdauung in der Erfahrungsheilkunde sich häufen und unbestreitbar einfach wirken – ob nun wissenschaftlich abgesegnet oder nicht. Wie man weiß, geht der Weg über die Forschung lange und es ist nach wie vor sehr teuer, etwas zu belegen, was sich seit Jahrtausenden bereits bewährt hat ...

Abgesehen davon, dass Blaubeeren sehr lecker sind, gibt es vielfache Gründe, täglich eine gute Portion frische Waldbeeren oder ein Produkt (Muttersaft etc.) daraus zu sich zu nehmen. Diese sind z. B.:

- *Verbesserung von Gedächtnis und Motorik:* Eine Studie ergab, dass ältere Erwachsene (Durchschnittsalter 76 Jahre), die zwölf Wochen lang täglich Blaubeeren (als Saft, ca. 500 ml täglich) erhielten, bei Tests zur kognitiven Leistung, darunter auch das Gedächtnis, besser abschnitten als andere, die keine Heidelbeeren zu sich genommen hatten.
- *Herz:* Der Verzehr von Blaubeeren senkt das Risiko einer Herz-Kreislauf-Erkrankung, weil die Elastizität der Arterienwände erhöht wird; außerdem verbessern sie den Blutfluss.

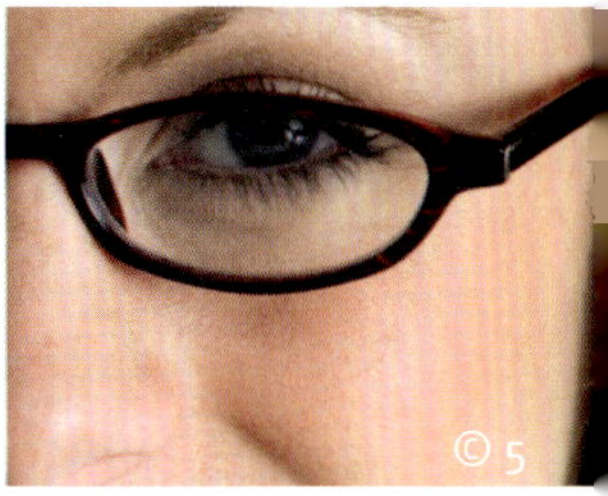
©5

- *Schutz der Augen:* Blaubeeren schützen die Netzhaut nachweislich vor Schäden durch Sonnenlicht und Sauerstoff und stärken die Sehkraft bei besonderer Anstrengung (z. B. bei der Arbeit am Computer).
- *Mindert das Alzheimer-Risiko:* Anthocyane verbessern Gedächtnis und Gehirnleistung und können vor dem Verlust von Gehirnzellen schützen.
- *Verdauung:* Blaubeeren wirken schützend im Verdauungstrakt, indem sie freie Radikale bekämpfen, von denen einige Krebs verursachen können.
- *Zellschutz und Schutz vor giftigen Schwermetallen:* Chemiker der Universität Bukarest haben entdeckt, dass Blaubeeren vor Schwermetallen schützen. Blaubeerextrakt erzeugte ein Kraftfeld, das als Schutzwall gegen Kadmium fungierte und auf diese Weise die Zellen vor einer Schädigung schützte.
- *Blutzucker:* Blaubeeren zeigen eine positive Wirkung auf den Blutzucker, sogar bei Diabetikern.
- *Nervensystem:* Blaubeeren enthalten verschiedene Antioxidanzien in hoher Konzentration, die den Nervenzellen Schutz vor oxidativer Schädigung bieten. Nervenzellen sind ständig durch Sauerstoff gefährdet und brauchen daher steten Schutz durch Radikalfänger.
- *Seele:* Die blauen Beeren heben die Stimmung und helfen durch ihre Wirkung auf die Stimmungshormone Serotonin und Dopamin auch bei Depressionen.

Wie Blaubeeren das Herz schützen

Blaubeeren haben einen positiven Effekt auf den Blutdruck – das haben US-Forscher jetzt herausgefunden. Mehr als die Hälfte aller Frauen entwickelt in den ersten zwei Jahren nach der Menopause Bluthochdruck, und damit steigt ihr Risiko für Herz-Kreislauf-Erkrankungen. Um die Wirkung der Beeren auf den Blutdruck zu untersuchen, teilten die Wissenschaftler der Florida State University 48 Frauen, die ihre Menopause bereits hinter sich hatten und an Bluthochdruck litten, in zwei Gruppen ein. Die erste Gruppe nahm täglich 22 Gramm gefriergetrocknetes Blaubeerpulver zu sich (das entspricht einer kleinen Schale frischer Heidelbeeren). Die Kontrollgruppe erhielt ein Placebo.

Nach der Blaubeer-Diät hatten die Studienteilnehmerinnen der ersten Gruppe einen niedrigeren Blutdruck. Im Schnitt konnte der systolische Blutdruck um 7 mm/Hg, der diastolische um 5 mm/Hg in der Heidelbeer-Gruppe gesenkt werden, während in der Placebogruppe keinerlei Veränderungen zu beobachten waren.

Außerdem reduzierten die Anthocyane die für die Gefäße schädlichen freien Radikale, was zu einer Entspannung der Gefäßwände führte. Die Forscher stellten zudem einen Anstieg von Stickstoffmonoxid im Blut der Teilnehmerinnen fest. Dieser Stoff wirkt sich weitend auf die Arterien aus. Seine Zunahme erklärt das Sinken des Blutdrucks: Hat das Blut mehr Platz in den Arterien, wird weniger Druck aufgebaut.

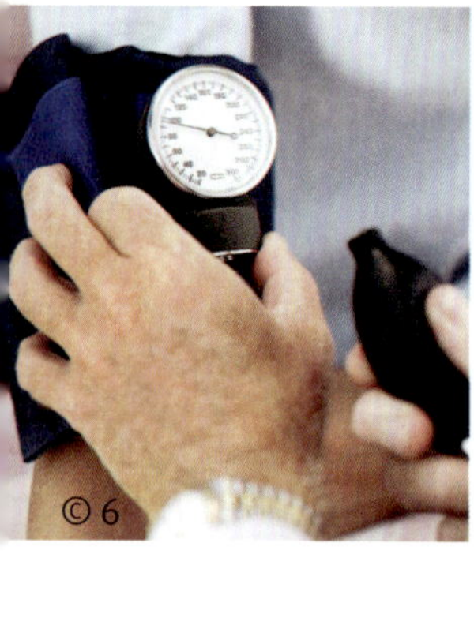
©6

Sogar ein antithrombotischer Effekt ist belegt: Im Versuch hatten die Blutplättchen eine geringere Tendenz zur Verklumpung. Der antientzündliche Beitrag der Anthocyane schützt die Gefäße also vor Arteriosklerose.

Auch ein internationales Forscherteam um Eric Rimm von der Harvard School of Public Health will festgestellt haben, wie gut Blaubeeren für das Herz sind. Wie sie im Fachmagazin *Circulation* berichten, sollen drei Portionen Heidelbeeren pro Woche das Risiko eines Herzinfarktes für Frauen um ein Drittel senken. Zu diesem Ergebnis kommen die Forscher, nachdem sie die Daten einer Studie mit insgesamt 93 600 Frauen im Alter zwischen 25 und 42 Jahren ausgewertet haben.

Extrakt verbessert Cholesterin-Werte

Dyslipidämie ist eine Fettstoffwechselstörung, die mit einer erhöhten Konzentration des Cholesterin- und/oder Triglyceridspiegels einhergeht, und damit ein großer Risikofaktor für koronare Herzerkrankungen ist. Eine aktuelle US-Studie überprüfte das Potenzial einer bestimmten Heidelbeer-Art (*Vaccinium arctostaphylos*) in der Behandlung dieser Erkrankung. Eingeschlossen in die Studie wurden Männer und Frauen im Alter zwischen 20 und 60 Jahren mit einer kürzlich diagnostizierten Hypercholesterinämie (zu hohe Konzentration an LDL-Cholesterin im Blut), Hypertriglyceridämie (zu hohe Konzentration an Triglyceriden), oder kombinierter Krankheitsform. Die 40 Teilnehmer der Verum-Gruppe nahmen über einen Zeitraum von zwei Monaten alle acht Stunden eine Kapsel mit 350 mg des Heidelbeer-Extraktes zu sich, die 40 Personen der Placebo-Gruppe im gleichen Rhythmus ein Scheinmedikament. Während der Studiendauer und bereits zwei Monate zuvor wurden die Teilnehmer zusätzlich angehalten, fettes Essen zu meiden.

Im Vergleich zur Placebo-Gruppe wiesen die Probanden der Verum-Gruppe eine signifikante Reduzierung der Cholesterin-Werte (27,6 %), Triglycerid-Werte (19,2 %) und LDL-Cholesterin-Werte (26,3 %) auf. Zusätzlich zeigte sich der Level des „guten" HDL-Cholesterins erhöht um 37,5 % – eine Steigerung, die mit konventionellen Medikamenten kaum erreicht wird. Nebenwirkungen traten nicht auf.

Hilft bei blauen Flecken

Heidelbeeren stärken durch ihren hohen Gehalt an Vitamin C und Bioflavonoiden geschwächte und verletzungsgeschwächte Kapillargefäße und verhindern dadurch, dass Blut austritt und die schwarzblauen Flecken entstehen. Gleichzeitig wird durch den „Bio-Cocktail" der Blaubeeren auch die Kollagenbildung unterstützt. Je schneller Kollagen gebildet wird und je dicker die Fasern sind, desto rascher heilen auch blaue Flecken und das Gewebe wird gestärkt.

Heidelbeeren bei Arteriosklerose: Alte Blutgefäße – wie neu

Früher starben die meisten Menschen an Infektionskrankheiten. Heute gehören Herz-Kreislauf-Erkrankungen zur Haupttodesursache. Die größten Risikofaktoren sind Stress, Rauchen, Übergewicht, Bluthochdruck und Bewegungsmangel. Zur gesunden Vorsorge bedürfen deshalb nicht nur unser Herz, sondern auch unsere Blutgefäße einer regelmäßigen Pflege.

In der Jugend sind unsere Blutgefäße gesund und elastisch. Mit fortschreitendem Alter lagert sich jedoch Cholesterin an den Blutgefäß-Innenwänden ab – wie Kalk an alten Wasserrohren. Beim Menschen nennt man diese Krankheit „Adernverkalkung" oder Arteriosklerose. Die Gefäße verlieren an Elastizität, werden steif und verringern den Durchmesser für den Blutdurchfluss. Das führt dazu, dass weniger Blut mit mehr Anstrengung durch die Gefäße gepumpt werden muss. Unser Herz wird stärker belastet, wir werden schneller müde, kurzatmig und sind häufiger erschöpft. Schlimmstenfalls führt diese Verstopfung zu Schlaganfällen, Herzinfarkt oder dem sogenannten „Raucherbein" (periphere arterielle Verschlusskrankheit, auch „Schaufensterkrankheit").

Adernputzer Blaubeeren

Und nun die gute Nachricht: Heidelbeeren halten die Blutgefäße frei und sauber! Ihre Pflanzenfarbstoffe verhindern gefährliche Ablagerungen in den Arterien, die auf Dauer zu einer Gefäßverengung führen und Thrombosen, Schlaganfälle und Herzinfarkte auslösen können. Ein amerikanisches Forscher-Team hat festgestellt, dass die Heidelbeere die Adern so einzigartig putzt, dass sie sie sogar zur „Anti-Arteriosklerose-Frucht" gekürt haben. Die entsprechende Studie mit Mäusen wurde im Jahr 2010 im *Journal of Nutrition* veröffentlicht. Sie zeigte, dass der tägliche Verzehr von Heidelbeerextrakt zu einer Verringerung bestehender Ablagerungen um bis zu 58 Prozent führte, was bei den Mäusen der Vergleichsgruppe, die keine Heidelbeeren erhielten, nicht der Fall war. Die Studie konnte sogar nachweisen, dass Heidelbeeren nicht nur der Bildung von Ablagerungen an den Blutgefäßwänden entgegen wirken, sondern auch das Wachstum dieser Ablagerungen sowie die Verengung der Adern verhindern können. Leiter der Studie, die im *Journal of Nutrition* zu lesen war, war Dr. Xianli Wu vom USDA Arkansas Children's Nutrition Center der University of Arkansas. Die Ablagerungen an den Wänden der absteigenden Hauptschlagader waren bei den Heidelbeermäusen um 58 Prozent, die Ablagerungen in jenen Arterien, die zu den Herzkranzgefäßen führen, um 39 Prozent geringer als das bei der Kontrollgruppe der Fall war.

Blaubeerextrakt senkt Cholesterin

Zu den wichtigsten Risikofaktoren für Arteriosklerose zählen erhöhte LDL-, niedrige HDL- und hohe Triglyzerid-Werte sowie Homocystein und Glukose. Die Forscher untersuchten zwei Mäuse-Gruppen, die über einen Zeitraum von sechs Wochen eine fettreiche Ernährung mit Schweinefett und Maisöl zu sich nahmen. Eine Gruppe erhielt in den letzten zwei Wochen der Studie täglich zusätzlich Blaubeerextrakt. Am Ende der Studie lag das Gesamtcholesterin bei den Mäusen, die den Heidelbeerextrakt erhalten hatten, um etwa 29 % niedriger. Das LDL (schlechtes Cholesterin) lag um 34 % niedriger, während das gute Cholesterin (HDL) sich im Wert um 40 % gegenüber der Vergleichsgruppe gebessert hatte. Triglyceride sind eine Art Fett, die normale Zellen in Fettzellen (Adipozyten) verwandeln. Homocystein ist eine schädliche Aminosäure, die Entzündungen in den Arterienwänden verursacht. Interessanterweise hat die Studie ergeben, dass sowohl die Triglyceride als auch Homocystein bei der Blaubeergruppe um satte 50 % reduziert wurden – im Vergleich zur Kontrollgruppe, die keinen Blaubeerextrakt bekam.

Wie Heidelbeeren bei Diabetes helfen können

In Europa sind derzeit mehr als 60 Millionen Menschen an Diabetes erkrankt, Tendenz steigend. Die Zuckerkrankheit, die durch einen erhöhten Blutzuckerspiegel gekennzeichnet ist, kann sowohl erblich bedingt sein (Diabetes Typ 1, 10 Prozent der Betroffenen) als auch durch äußere Faktoren (z. B. falsche Ernährung, Bewegungsmangel, Übergewicht) ausgelöst werden (Diabetes Typ 2, 90 Prozent der Fälle). Viele Betroffene wissen nicht, dass sie an Diabetes leiden – die Dunkelziffer der unerkannten Fälle wird auf über 40 % geschätzt. Im Jahr 2012 hatten in Deutschland 7,2 Prozent der Bevölkerung einen bekannten Diabetes und 2,1 Prozent einen unentdeckten Diabetes, Tendenz steigend (www.diabetes-deutschland.de/aktuellesituation.html). So ist bald jeder zehnte Deutsche betroffen. In den USA sieht es noch schlimmer aus: Nach Schätzung der US-Gesundheitsbehörde CDC werden im Jahr 2050 etwa 30 % aller Amerikaner an Diabetes Typ 2 leiden.

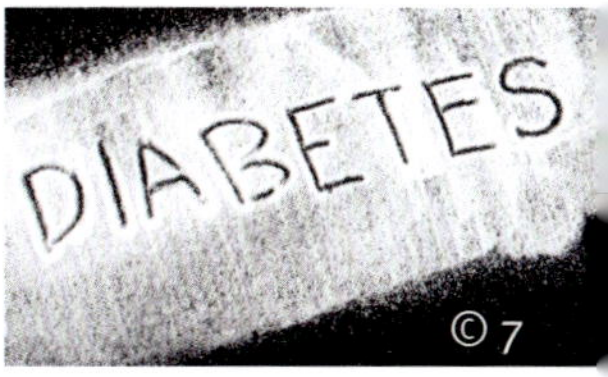

Früher erkrankten fast nur ältere Menschen an Diabetes, heute sind auch immer mehr junge Menschen betroffen.

Der Körper, die Organe, die Zellen, das Gehirn und die Muskulatur brauchen Glukose zu ihrer Energieversorgung. Damit die Glukose in den Körper gelangen kann, wird das Hormon Insulin benötigt, das in der Bauchspeicheldrüse gebildet wird. Es bewirkt die Öffnung der Zellwände, damit die Glukose ins Zellinnere gelangen kann. Bei Diabetes kann die Bauchspeicheldrüse nicht ausreichend – oder auch gar kein – Insulin produzieren. Die Folge: Die Glukose dringt nicht in die Zellen ein, sondern bleibt „außen vor“ im Blut und wird dann vermehrt über die Nieren ausgeschieden (messbar in Urintests). Die Folge ist starker Harndrang und vermehrter Durst. Durch die fehlende Energieversorgung des Körpers treten Erschöpfung, Müdigkeit und allgemeine Schwäche auf.

Gefährliche Folgeerkrankungen

Da die Erkrankung in den ersten Jahren fast keine Symptome zeigt, wird sie vielfach spät erkannt. Betroffene müssen vor allem ihre Ernährung (wenig Fett, wenig Zucker, wenig Kohlenhydrate) umstellen – um den Blutzuckerspiegel niedrig zu halten und Übergewicht vorzubeugen oder abzubauen. Regelmäßige

Bewegung ist ebenfalls sehr wichtig, auch um gefährlichen Folgeschäden wie Schädigungen der Nervenbahnen und der großen und kleinen Blutgefäße vorzubeugen. Aus diesen Störungen entstehen dann oft weitere Erkrankungen wie Nierenversagen, Durchblutungsstörungen v.a. in den Beinen („diabetischer Fuß“) und Erkrankungen der Netzhaut, die Sehstörungen bis hin zur Blindheit zur Folge haben können. Auch das Krebsrisiko ist bei Diabetikern um das Zweifache erhöht.

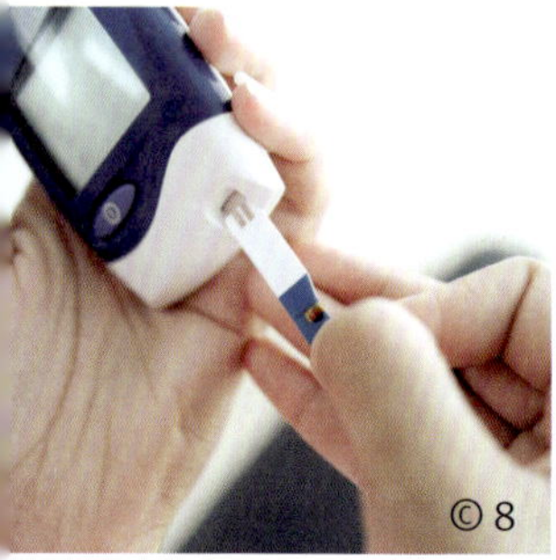
© 8

Heidelbeeren sind eine sehr wirkungsvolle Medizin bei Diabetes. Auch hier scheinen die Anthocyane die Schlüsselrolle zu spielen. Die Blaustoffe können den Blutzuckerspiegel senken, sie helfen dabei, das Bauchfett schmelzen zu lassen, und sie können sogar vor den Begleiterscheinungen und Folgeerkrankungen der Zuckerkrankheit schützen. Hilfreich bei Diabetes sind auch die Blätter der blauen Frucht.

Blätter-Tee der Creek-Indianer

Heidelbeerblätter und deren Extrakt haben eine lange Tradition in der Volksheilkunde. Den Tee aus den Blättern benutzten schon die Creek-Indianer sehr erfolgreich bei Diabetes. Mehrere Studien (u. a. in Italien in den 1990er-Jahren) ergaben, dass Heidelbeerblätter eine Art Natur-Insulin beinhalten, eine blutzuckersenkende Wirkung haben und zugleich auch eine Senkung der Triglyceride bewirken. Die blutzuckersenkende Wirkung wird auf das in den Blättern enthaltene Anthocyan Myrtillin B und den hohen Gehalt an Chrom zurückgeführt.

Vor Dauergebrauch und allzu großen Mengen an Heidelbeerblättern (mehr als 20 g Trockendroge pro Tag) muss jedoch gewarnt werden, weil dann die Gefahr einer chronischen Vergiftung durch den Stoff Hydrochinon bestehen könnte.

Erfahrungswerte von Diabetikern, die nach regelmäßigem Genuss von Heidelbeeren wesentlich weniger Insulinspritzen benötigten, sind zwar bekannt, aber es fehlt nach vielen Laborversuchen mit Tieren noch die wissenschaftliche Forschung mit Menschen.

Unbestritten und bisher auch besser wissenschaftlich überprüft ist aber, dass der regelmäßige Heidelbeergenuss die schlimmen Folgeerkrankungen des Diabetes und ihre Auswirkungen lindern kann, etwa die gefäßschützende Wirkung der blauen Beeren z.B. beim „diabetischen Fuß" oder der diabetischen Retinopathie, einer fortschreitenden Erkrankung der Netzhaut der Augen, die zur Erblindung führen kann.

Bei einer Studie der Michigan State University in East Lansing stellten die Forscher fest, dass die Anthocyane der Blaubeeren bei Tieren die Insulinproduktion in den Pankreaszellen um 50 Prozent steigerte. Einer der Schlüsselfaktoren für Typ-2-Diabetes ist die Insulinresistenz. In einer aktuellen Studie an übergewichtigen Diabetes-Risikokandidaten erhöhte der tägliche Verzehr von Heidelbeeren die Insulinsensibilität der Teilnehmer und verbesserte ihre Blutzuckerwerte. Gefährliche Entzündungs-Botenstoffe, die vom Fettgewebe produziert werden und eine Insulinresistenz begünstigen, gingen zurück.

Heidelbeeren senken das Krebsrisiko

Blaubeeren stärken unser Immunsystem auf Körper- und Seelenebene. Ihre Heilstoffe werden vom Organismus weit besser aufgenommen und verwertet als z. B. chemisch extrahierte Einzelsubstanzen. Die blauen Früchte gelten als die größten Feinde von Krebs und Tumoren. Sie sind prall gefüllt mit Antioxidanzien und anderen krebshemmenden Stoffen. Ihre Anthocyane sind gleich doppelt wirksam gegen Tumore. Sie verbessern die Atmung bzw. die Sauerstoffversorgung der Zellen und hemmen darüber hinaus das Wachstum entarteter Zellen.

Wichtigste Ursache von Krebserkrankungen sind (neben seelischem Stress, Vitalstoffmangel und Stoffwechselgiften) freie Radikale, die durch biochemische Prozesse im Körper entstehen. Antioxidanzien, die hauptsächlich in Obst und Gemüse vorkommen, können die freien Radikale absorbieren und damit das Krebsrisiko mindern. Dazu zählen auch Anthocyane, die diesbezüglich über eine besonders hohe Kapazität verfügen. Die Heidelbeere gilt heute als Königin der antioxidativen Früchte.

Freie Radikale – Angriff auf unsere Gesundheit

Freie Radikale sind Moleküle, denen (über Stoffwechselvorgänge) ein Teilchen fehlt (ein Elektron) und die immer wieder versuchen, dieses Teilchen anderen Substanzen zu entreißen. Dadurch entsteht eine schädliche Kettenreaktion im Körper. Freie Radikale sind äußerst aggressiv, sie gehen wahllos mit vielen Stoffen chemische Verbindungen ein und verwandeln dabei wertvolle Stoffe in Abfallprodukte. Diese schädlichen Stoffe belasten unseren Organismus und schwächen unsere Reparaturmechanismen mit der Zeit immer mehr.

Fast alle im Alter auftretenden Krankheiten werden durch freie Radikale mit verursacht: von Herzinfarkt und Alzheimer bis hin zu Krebs. Starke Antioxidanzien wie die Anthocyane der Heidelbeere neutralisieren die bösen Angreifer und wandeln sie in harmlose Stoffe um, die der Körper problemlos ausscheiden kann.

Entzündungen als Vorreiter von Krebs

Entzündungen, vor allem chronische, können die Vorboten von Krebs sein. Umgekehrt lässt sich heute wissenschaftlich nachvollziehen, dass die Ursache von Krebs immer eine Entzündung ist, die meist auch ihre multiplen Vor-Ursachen in Entgleisungen des Zellstoffwechsels hat. Bei einer bestehenden Entzündung erzeugen bestimmte Zellen Onkogene. Dabei handelt es sich um Gene, welche die Bildung von Krebszellen vorantreiben. Je schneller die Bildung der Onkogene abläuft, desto schneller entsteht Krebs. Die körpereigene Abwehr gegen Krebs ist der programmierte Zelltod (Apoptose). Anthocyane können nicht nur die entzündlichen Prozesse reduzieren, die Onkogene herausbilden – sie können auch gleichzeitig die Apoptose von Krebszellen aktivieren und sind daher sehr wertvoll für die Tumortherapie.

Krebs in Zahlen

Im Jahr 2012 erkrankten weltweit 14,1 Millionen Menschen an Krebs, 8,2 Millionen starben an Krebs und 32,6 Millionen Menschen lebten mit Krebs, deren Diagnose nicht länger als 5 Jahre zurückliegt (Quelle: Globogan, WHO). Im Jahr 2012 erkrankten in Deutschland 477 300 Menschen neu an Krebs. Das waren etwa 650 Patienten mehr als 2010. Für das Jahr 2016 erwarten die Wissenschaftler rund 498 700 neue Krebserkrankungen.

Studien zufolge scheinen Anthocyane neben ihrer antioxidativen Wirkung einen krebshemmenden Effekt zu haben. So führte die Zufuhr von Anthocyanen bei im Labor gezüchteten Tumorzellen zu einem Ende des Zellwachstums und zum Zelltod. Das Delphinidin, ein Anthocyan, welches vorwiegend in der Heidelbeere vorkommt, ist vermutlich ein sogenannter Angiogenese-Hemmer. Angiogenese bedeutet die Bildung neuer Blutgefäße aus bereits bestehenden Gefäßen. Größere Tumore benötigen meist eine eigene Blutversorgung. Sie sind sogar in der Lage die Bildung dieser benötigten Blutgefäße zu veranlassen, und zwar mithilfe des sogenannten VEGF (Vascular Endothelial Growth Factor). Das Delphinidin der Blaubeere kann die Aktivität des VEGF-Rezeptors hemmen, was dazu führt, dass die Angiogenese gestoppt oder zumindest verlangsamt wird.

Gut zu wissen

Krebs ist ein Prozess, bei dem die Mitochondrien, die „Energiekraftwerke" der Zellen, durch oxidative Schädigung wie technische Strahlung, Umweltgifte, chronische Entzündungen usw. schrittweise absterben. Dadurch wird die Zellatmung gestört. Die Zellen müssen fortan die für ihre Existenz benötigte Energie durch Vergärung von Zucker erzeugen. Ohne Mitochondrien aber, die ähnlich wie ein kleines Immunsystem innerhalb der Zelle agieren, breitet sich der Krebs aus. Dieser Prozess kann gestoppt bzw. wieder rückgängig gemacht werden, wenn es gelingt, die eigenständige Vermehrung der Mitochondrien anzuregen und die Zellatmung so wieder in Schwung zu bekommen. So gesunden auch die Zellen und eine Heilung ist möglich. Der Verzehr von Heidelbeeren kann die Sauerstoffversorgung der Zellen verbessern.

Reinigung und Kraft fürs Gehirn

Durch den Verzehr von Heidelbeeren erleben unsere grauen Zellen quasi ihr blaues Wunder. Mehrere Studien zeigen, dass täglicher Heidelbeer-Konsum vor allem bei älteren Menschen die Gedächtnisleistung deutlich verbessern kann. Bei regelmäßigem Verzehr schützen die Biostoffe der Blaubeere das Gehirn nicht nur vor Degeneration, sie stärken auch seine Möglichkeiten (Gedächtnis, Konzentration) und können sogar die beeinträchtigte Funktion bereits geschädigter Areale teilweise rückgängig machen.

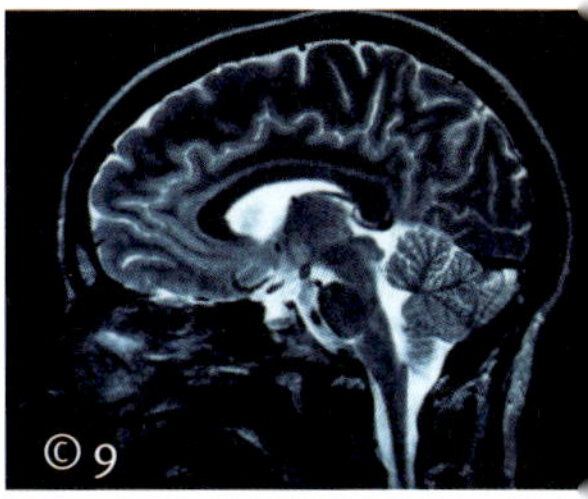
©9

Die Anthocyane unterstützen die Beseitigung biochemischer Abfallprodukte im Gehirn, regen die Bildung neuer Gehirnzellen an und befeuern zudem die Informationsübertragung zwischen den Neuronen. Dadurch können ungenutzte Gehirnregionen reaktiviert werden. Die Pflanzenfarbstoffe werden im Darm aufgenommen und können bei vielen Tieren die Blut-Hirn-Schranke überwinden – was eine grundlegende Voraussetzung für eine Wirkung im Gehirn ist. Bei Versuchstieren führte eine beerenreiche Kost in bestimmten Bereichen des Gehirns zum vermehrten Auftreten stärker verzweigter Nervenzellen sowie zu vermehrter Zellteilung.

Faktor gutes Gedächtnis

Die Pflanzenfarbstoffe der Heidelbeere (Anthocyane) „misten" im Gehirn ordentlich aus. Sie beseitigen Abfallstoffe und schädliche Ablagerungen wie die sogenannten Beta-Amyloid-Plaques, die Alzheimer und andere Demenzen verursachen können. Wissenschaftler der University of Cincinnati untersuchten an einer kleinen Gruppe über 70-Jähriger, wie sich der Verzehr auf die Gedächtnisleistung auswirkt. Diejenigen, die zwölf Wochen lang täglich Blaubeersaft tranken, zeigten ein besseres Erinnerungs- und Lernvermögen. Laut den Forschern stiegen die Gedächtnisleistungen bereits nach dreiwöchiger Heidelbeerdiät an und steigerten sich während der Dauer der Studie kontinuierlich weiter. Der genaue Wirkmechanismus ist bisher noch nicht bekannt. Fest steht aber bereits, dass die Anthocyane in der Lage sind, die Blut-Hirn-Schranke zu überwinden, um so ins Gehirn zu gelangen.

Die Forscher konnten außerdem zeigen, dass die Pflanzenfarbstoffe gewisse Signalproteine im Hippocampus aktivieren – das ist die Gehirnregion, die für Lernen und Gedächtnis zuständig ist. Es wird angenommen, dass die blauen Biostoffe die Verbindungen zwischen den Nervenzellen und dadurch die zelluläre Kommunikation verbessern sowie die Hirnregeneration stimulieren.

Alzheimerrate steigt weiter

Viele Millionen Menschen leiden derzeit an Alzheimer – und die Zahl der Betroffenen steigt. Bis zum Jahr 2025 wird eine Zunahme um 40 % erwartet. Zwei aktuelle Studien mit Personen, die an ersten Demenzsymptomen litten, konnten belegen, wie gut Blaubeeren die Gehirnaktivität verbesserten. Dies zeigte sich nicht nur daran, dass sich die Teilnehmer wieder viel mehr merken konnten. Die erhöhte Gehirnaktivität wurde auch ganz konkret mithilfe der Magnetresonanztomografie (MRT) gemessen. Beim Treffen der American Chemical Society (ACS) am 14. März 2016 berichteten die Forscher, dass die Beeren bei Demenzerkrankungen einen echten Nutzen bringen. An einer der Studien des Academic Health Center der University of Cincinnati nahmen 47 Erwachsene im Alter von 68 Jahren und älter teil. Sie litten an leichten kognitiven Beeinträchtigungen, was bereits als erstes Anzeichen für Alzheimer betrachtet werden kann. Bei denjenigen, die das Blaubeerpulver einnahmen, konnten die Forscher eine Verbesserung der kognitiven Leistung und Gehirnfunktion feststellen, was bei der Placebogruppe nicht der Fall war. Die Blaubeergruppe konnte sich besser an Worte und Pläne erinnern. Ein funktionelles MRT zeigte zudem in der Blaubeergruppe eine erhöhte Gehirnaktivität. Gemeinsam mit der zweiten Studie, an der sich 94 Personen im Alter zwischen 62 und 80 Jahren beteiligten, konnte festgestellt werden: Je stärker die Anzeichen der Demenz schon fortgeschritten waren, desto deutlicher zeigte sich der Einfluss der Heidelbeeren. Das bedeutet natürlich nicht, dass man warten sollte, bis die Krankheit ausgebrochen ist. Aber es zeigt, dass die Beeren eine wunderbar wirksame und nebenwirkungsfreie Möglichkeit sind, um das Ausbrechen einer Demenz zu verzögern oder sogar zu verhindern.

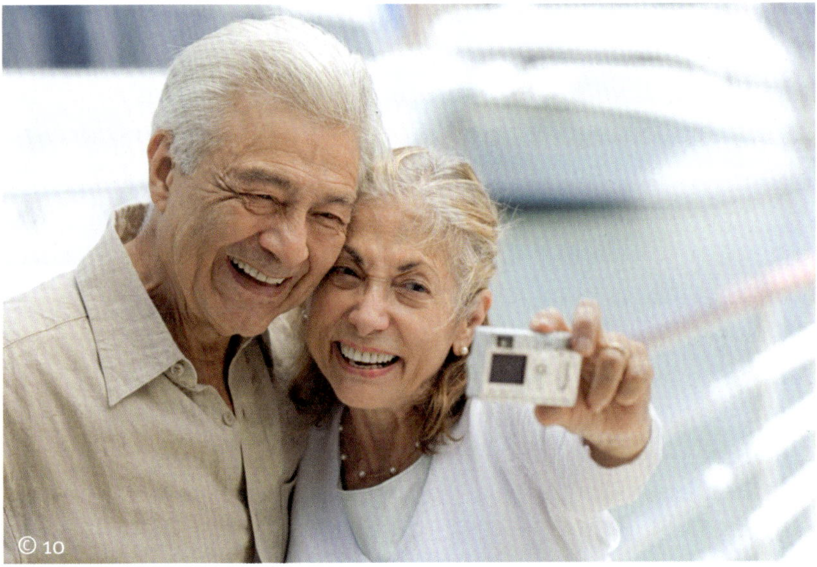

Natürliche MAO-Hemmer

Auch die Uni Regensburg entdeckte positive Auswirkungen der Heidelbeeren auf den Gehirnstoffwechsel. Demnach helfen die Anthocyane auch bei Depressionen und Parkinson, beziehungsweise beugen ihnen vor durch eine Erhöhung des Dopamin- und

Serotoninspiegels im Gehirn. In Experimenten an insgesamt 25 verschiedenen Beeren-Inhaltsstoffen zeigte sich u. a., dass die blauen Farbstoffe unter anderem auch die zwei Enzyme MAO A und MAO B im Körper hemmen. Diese beiden Stoffe bauen im Gehirn Botenstoffe wie Dopamin und Serotonin ab. Also genau jene Substanzen, an denen es bei Parkinson (Dopamin) und Depressionen (Serotonin) mangelt. Chemische MAO-Hemmer zählen seit Langem zu den bewährten Medikamenten in der Behandlung von Parkinson und Depressionen. MAO A und B wirken in den Mitochondrien, den Energiekraftwerken der Zelle. Eine Hemmung des Enzyms führt zum verlangsamten Abbau verschiedener Neurotransmitter wie Noradrenalin, Dopamin und Serotonin sowie einiger Hormone wie beispielsweise Adrenalin. Im Gehirnstoffwechsel stehen dann vermehrt Neurotransmitter zur Signalübertragung bereit. Gegenwärtig ist noch unklar, welche Menge an Beeren täglich zu essen ist, um eine messbare Hemmung von MAO A und B herbeizuführen. Also liegt die Hoffnung jetzt vor allem darin, dass sich aus diesen Erkenntnissen natürliche neue Arzneistoffe entwickeln lassen.

Farbstoff schützt vor Parkinson

Personen, die in ihrem Leben oft zu blau gefärbten Beerenfrüchten greifen, haben ein niedrigeres Risiko an Parkinson zu erkranken. Eine Analyse der Ernährungsgewohnheiten von 130 000 Teilnehmern ergab, dass die Parkinsonrate bei diesen Menschen um etwa 25 Prozent niedriger war. Dabei hemmt der Farbstoff offensichtlich nicht nur den Dopaminabbau, sondern schützt auch die Nervenzellen. Das ist der entscheidende Schritt, denn bei Parkinson sterben Nervenzellen, die den Nervenbotenstoff Dopamin produzieren. Das führt dann zu Störungen der Bewegung bis hin zur Lähmung.

Blaubeeren als „Müllschlucker“ im Gehirn

Eine aktuelle Studie in Boston konnte zeigen, dass Beeren (insbesondere Heidelbeeren) dem Gehirn helfen, giftige Abfallprodukte zu beseitigen. Als Modell wählten die Forscher aus Boston Ratten, deren Gehirne sie künstlich altern ließen. Einer Gruppe von Tieren fütterten sie 30 Tage lang Heidelbeeren und Erdbeeren zu, die andere Gruppe erhielt kein Obst. Mit dem Ergebnis, dass die Ratten mit „Beerenkräften“ signifikant besser vor den Abbauprozessen gefeit waren. „Wir konnten eindeutige Besserung durch beide Beerensorten beobachten“, erklärt der an der Studie beteiligte Ernährungswissenschaftler Shibu Poulose. Nach diesen vielversprechenden Tierversuchen führen die Forscher aktuell eine Studie mit Menschen im Alter zwischen 60 und 75 Jahren durch. Die Forscher interessieren sich für neurochemische Vorgänge im Gehirn, insbesondere für die Autophagie. Sie ist sozusagen die natürliche Reinigungskraft im Gehirn und regelt Abbau und Recycling von Zellbestandteilen. „Die meisten neurodegenerativen Krankheiten – wie Alzheimer und Parkinson – zeigen sich in einer Anhäufung toxischer Abfallprodukte“, sagt Poulose. Blaubeeren dagegen fördern die Autophagie und zerlegen den zellulären Giftmüll.

Mit Blau gegen Depressionen, PTBS und Suizidgefahr

Eine weitere gute Botschaft: Die Biostoffe aus den blauen Beeren heben auch unsere Stimmung. Aktuelle Zellkulturexperimente zeigten, dass das Glückshormon Serotonin – nach dem Verzehr von Heidelbeeren – langsamer abgebaut wird und somit ein Stimmungshoch länger anhält. Auch der Tierversuch mit

Mäusen bestätigt den Befund: Die Mäuse verhielten sich nach dem Genuss von Blaubeerextrakt weniger ängstlich. Den grundlegenden Beweis lieferten Forscher am Lehrstuhl für Psychiatrie, Psychosomatik und Psychotherapie an der Universität Heidelberg. Sie fanden heraus, dass die Anthocyane in der Lage sind, Enzyme zu hemmen, die für den Abbau wichtiger Botenstoffe wie Dopamin und Serotonin verantwortlich sind. Der Farbstoff wirkt damit positiv auf den Gehirnstoffwechsel. Diese Wirkung könnte sich bei Krankheiten wie Depressionen (und auch bei Parkinson) als hilfreich erweisen, da bei diesen Erkrankungen ein Mangel an Serotonin und Dopamin jeweils eine bedeutende Rolle spielt.

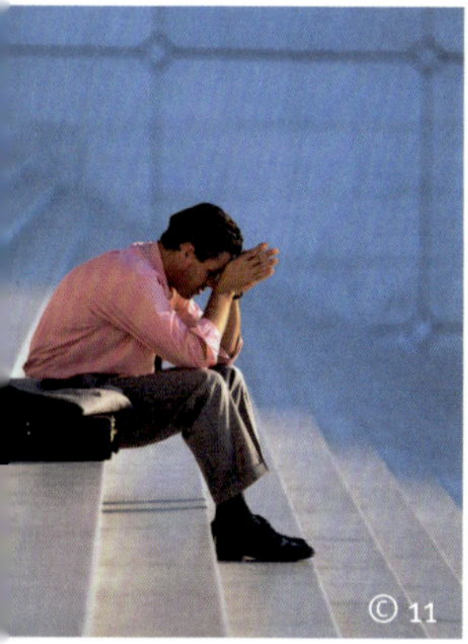
© 11

Hilfe bei Posttraumatischer Belastungsstörung (PTBS)

Die unscheinbaren Beeren haben solch eine positive Wirkung auf unser Seelenleben, dass sie sogar Leben retten können. Dies betrifft insbesondere Menschen, die unter einer Posttraumatischen Belastungsstörung (PTBS) leiden. Die PTBS kann sich nach traumatischen Erlebnissen (Vergewaltigung, Kriegserlebnisse, Beobachten eines Mordes usw.) entwickeln und sich dann tief und schädigend in unserem Seelenleben einnisten. Die PTBS-Zahlen sind in den vergangenen Jahren stark gestiegen. Betroffene leiden unter extremen Ängsten und Verhaltensstörungen. Depressionen, Drogenmissbrauch und Selbstmordabsichten sind häufige Symptome. Medikamente (Psychopharmaka) und Psychotherapie bringen oft nicht die erwünschte Besserung. Blaubeeren – so unglaublich das klingen mag – können hier erfolgreicher sein. Das besagt eine ganz aktuelle Studie, die im April 2016 von Untersuchungsleiter Prof. Joseph Francis beim Treffen der American Society for Pharmacology and

Experimental Therapeutics vorgestellt wurde. Demnach können Blaubeeren die genetischen und biochemischen Auslöser, die hinter der Depression und den Suizidabsichten bei PTBS stecken, deutlich mindern. Erwiesen ist, dass bei Menschen, die Selbstmord begangen haben, ein Gen namens SKA2 sehr schwach ausgeprägt ist, d. h. es ist kaum aktiv. Bei einer PTBS besteht ebenfalls ein sehr niedriger SKA2-Level, und zwar im Blut und auch in gewissen Gehirnregionen. Der Verzehr von zwei Tassen Heidelbeeren täglich kann nicht nur den SKA2-Level erhöhen, sondern auch den Wert des sogenannten Glückshormons Serotonin anheben. Serotonin sorgt für gute Stimmung, Glücksgefühle und seelisches Wohlbefinden – und deshalb werden bei Depressionen oft Antidepressiva, sogenannte Serotonin-Wiederaufnahme-Hemmer (SSRI) verordnet, die den Serotoninspiegel oben halten. Da die blauen Beeren beide Werte zu steigern scheinen, geht man inzwischen davon aus, dass die Früchte bei PTBS und generell bei Suizidgefahr eine wertvolle Hilfe sein können. Und das ganz ohne Nebenwirkungen – im Gegensatz zu Psychopharmaka.

Blaue Beeren – gut für Magen und Darm

Heidelbeeren sind bei Magen- und Darmproblemen seit Urzeiten als wirkungsvolle Hilfe bekannt.

Da die Gerbstoffe der Früchte erst im Darm frei werden, schädigen sie nicht den Magen und wirken zusammen mit dem Pektin gegen Durchfall. Sie binden dabei Giftstoffe und verhindern durch ihre adstringierenden Eigenschaften zusätzlich deren Resorption.

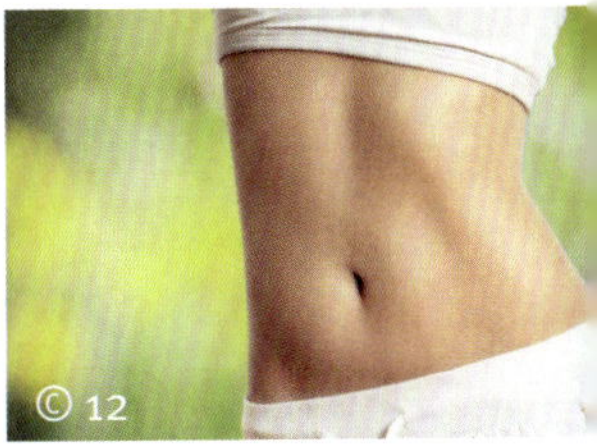
© 12

Dabei ist es aber nicht der starke Gerbsäuregehalt allein, der die Wirkung charakterisiert, sondern die Gerbsäure in einer natürlichen Verbindung mit den wirksamen Pflanzen-Farbstoffen. Während reine Gerbsäure die Schleimhäute z. B. der oberen Verdauungswege angreifen und gerben würde, muss die an organische Farbstoffe gebundene Gerbsäure erst im Darm aufgespalten werden. Sie wirkt dadurch, neben den Farbstoffen, auf den gesamten Darmkanal stetig und intensiv ein und hat eine antiseptische und entzündungswidrige Wirkung. Dabei ist auffallend, dass Heidelbeersaft oder Heidelbeerextrakt eine echte bakterientötende und wachstumshemmende Kraft auf Reinkulturen ausübt. Kolibakterien, die meistens Gärungsdurchfälle hervorrufen, können so innerhalb von 24 Stunden unwirksam gemacht werden. Die medizinische Wirkung der Blaubeere ist so gleichwertig mit Sulfonamidpräparaten, die von Schulmedizinern bei Koliinfektionen des Darms verabreicht werden!

Hilfe bei Colitis ulcerosa

Im Rahmen einer Pilotstudie in der Schweiz nahmen 13 an milder bzw. moderater chronischer Darmentzündung (Colitis ulcerosa) leidende Personen sechs Wochen lang eine tägliche Dosis von 160 g eines standardisierten Heidelbeer-Extrakts zu sich. 82 Prozent der Teilnehmer berichteten von einer Erhöhung ihrer Lebensqualität im Vergleich zu ihrer Situation bei Studienbeginn. Diese positive Tendenz näherte sich jedoch nach Beendigung der Einnahme des Heidelbeerextrakts wieder dem allgemeinen Wert an. Objektive Parameter, also die Entzündung selbst betreffend, konnten jedoch verbessert werden.

Eine Kur gegen Madenwürmer

Vor einigen Jahren berichtete die Universitäts-Kinderklinik in Helsinki über gute Erfolge mit Heidelbeerkuren bei Madenwurmerkrankungen. Man gab dort an drei Tagen hintereinander Heidelbeeren – frisch oder in Form von Püree, Kompott oder Konfitüre. Als einzige Ergänzung reichte man 100 ml Milch und nach Belieben Wasser. Schon am ersten Diät-Tag gingen die Würmer massenhaft ab. Die Klinik beobachtete die Kinder über einen Zeitraum von drei Monaten und erlebte keine Wiederholung der Wurminfektion.

Hämorrhoiden und Magengeschwüre

Heidelbeeren enthalten nicht nur viele Ballaststoffe und Flavonoide. Insbesondere die Anthocyane kräftigen die Wände der Hämorrhoidalvenen und können so Schmerzen und Schwellungen reduzieren. Besonders geeignet ist die Einnahme von Bio-Muttersaft. Hier sind die Anthocyane besonders konzentriert enthalten. Anthocyane schützen auch nachweislich gut vor Magengeschwüren. Die flüssigen Farbstoffe veranlassen die Magenschleimhaut zur Produktion von Schleim, der die Magenwand dann vor der Magensäure schützt.

Hoher Zellschutz

Heidelbeeren sind Spitzenreiter in Sachen Zellschutz. So hat eine Studie des US Department of Agriculture festgestellt, dass die blauen Beeren sogar die höchste antioxidative Kapazität pro Portion aufweisen, im Vergleich zu 24 verschiedenen Sorten an frischem Obst, 23 Sorten Gemüse, 16 Kräutern und Gewürzen, 10 verschiedenen Nüssen und 4 getrockneten Früchten. Im Jahr 2015 wurde sie auch deshalb zur „Frucht des Jahres“ gekürt.

Die Fähigkeit, freie Radikale abzuwehren, heißt Oxidationsschutz. Die Kapazität einzelner Obst- und Gemüsearten, solche Radikale zu neutralisieren und uns dadurch vor Krebs, Herz-Kreislauf-Erkrankungen und vorzeitiger Zellalterung zu schützen, wird in einem Zahlenwert (ORAC) ausgedrückt: Den höchsten ORAC-Wert erreicht die Heidelbeere mit dem Wert 47. (An zweiter Stelle folgt der Knoblauch mit 19; Grünkohl kommt auf einen Wert von 18, Erdbeere auf 15, Spinat auf 13 und Pflaume auf 10.)

Ihr hoher Gehalt an Gerbstoffen macht die Heidelbeere zum idealen Entzündungshemmer. Gerbstoffe wirken adstringierend und keimtötend. In der Volksheilkunde werden etwa Zahnfleischentzündungen, Magen-Darm-Probleme, entzündliche Ekzeme und schlecht heilende Wunden mit Blaubeeren behandelt.

Sehstörungen – Farben futtern für die Augen

Wer öfters nachts mit dem Auto unterwegs ist oder täglich häufig am Computer arbeitet – für den ist der regelmäßige Verzehr von Heidelbeeren oder Heidelbeersaft fast schon ein Segen. Die Anthocyane sind ein wahres „Augen-Futter“, die Überlastungen unseres Sehorgans optimal ausgleichen können. Durch die natürlichen Pflanzenfarbstoffe lässt sich eine gesteigerte Aktivität von Netzhautenzymen im menschlichen Auge nachweisen, die eine schnellere Regeneration des Sehpurpurs (Rhodopsin) bewirken. Rhodopsin (wegen seiner Farbe auch Sehpurpur genannt) ist ein Eiweiß in den Stäbchen der Netzhaut. Es bildet den Sehfarbstoff in der Netzhaut und ist dafür verantwortlich, dass die Energie des Lichtstrahls (von außen) im Gehirn als Seheindruck wahrgenommen wird. Durch die Aktivierung der für das Hell-Dunkel-Sehen und die Kontrastwahrnehmung verantwortlichen Stäbchenzellen unterstützen die Anthocyane die Sehfunktion wie kaum etwas anderes.

Besser sehen in der Nacht und bei Dämmerung

In konzentrierter Form verbessern die Pflanzenwirkstoffe vor allem in der Dunkelheit das Sehvermögen: Die Wahrnehmung wird besser, die Augen ermüden weniger schnell und die Blendempfindlichkeit nimmt ab. Eine Studie des Instituts der deutschen Luftwaffe in Fürstenfeldbruck ergab, dass Konsumenten von Heidelbeeren nachts besser sehen können und nicht mehr so stark von entgegenkommenden Autos geblendet werden. Heidelbeeren schützen die feinen Blutgefäße der Augen vor dem Brüchigwerden und vor Netzhauterkrankungen – allerdings nur, wenn man die sie regelmäßig zu sich nimmt.

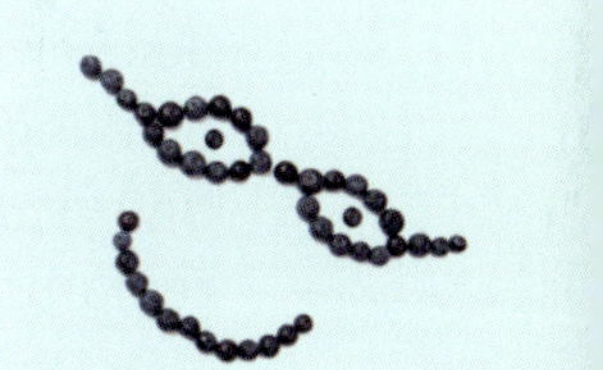

© 13

Weitere Forschungen ergaben: Die Erholungsphase des Auges verkürzt sich nach einer künstlichen Blendung um etwa 0,7 Sekunden oder 17 Prozent, wenn vorher Heidelbeeren verzehrt wurden. Bei einem mit einer Geschwindigkeit von 100 km/h fahrenden Auto hätte das durch die schnellere Reaktion eine Verkürzung des Bremsweges um ganze 17 Meter zur Folge. Autofahrer können also besonders bei Nacht und in der Dämmerung erheblich davon profitieren, dass die blauen Pflanzenfarbstoffe die Sehkraft aufbauen.

Tipp!

20 Minuten vor einer Nacht-Autofahrt Heidelbeeren oder Heidelbeerprodukte einnehmen – das machen übrigens auch Piloten vor einem Nachtflug!

Die Welt farbiger erleben

Wie oft brennen die Augen, sind müde und überanstrengt nach einem langen Arbeitstag vor dem Computer oder nach ausgiebigen Fernsehabenden! Bei Bildschirmtätigkeit etwa, die unseren Augen Höchstleistungen abverlangt, wechselt der Blick pro Tag bis zu 30 000-mal zwischen Text, Tastatur und Bildschirm hin und her! Die Augen gleichen dabei permanent die unterschiedlichen Entfernungen aus und müssen sich stets wechselnden Lichtverhältnissen anpassen. Die bei dieser intensiven Reizüberflutung geleistete „Schwerstarbeit" wird oft gar nicht bewusst wahrgenommen. Die Folge ist dennoch eine Überlastung der Sehzellen und eine vorzeitige Ermüdung des Auges in Verbindung mit reduzierter Sehschärfe. Dann brauchen die Augen Unterstützung – am besten mithilfe von Heidelbeeren. Die Pflanzenfarbstoffe geben unseren Augen neue Kraft und tanken sie quasi auf für den inneren Bildschirm.

Hilfe bei Augenerkrankungen

Durchblutungsstörungen gelten als Hauptursache bei Augenerkrankungen. Die Anthocyane der Blaubeere verbessern die Stabilität der Kapillaren und steigern die Aktivität von Netzhautenzymen. Seit Langem gilt die Beere als geeignetes Mittel, um bestimmte Augenkrankheiten (z. B. grauer und grüner Star durch Diabetes) zu behandeln. Diese Verwendung ist umso interessanter, als man heute weiß, dass diabetische Retinopathien beispielsweise durch eine unkontrollierte Angiogenese (Entstehung neuer Blutgefäße aus bestehenden Gefäßen) der Blutgefäße in der Netzhaut verursacht werden.

Heidelbeerpräparate werden unterstützend eingesetzt bei fortschreitender und hochgradiger Kurzsichtigkeit, bei altersbedingten Augenhintergrundveränderungen sowie bei der durch Diabetes verursachten Retinopathie. Verschiedene Studien zu

Augenerkrankungen (Katarakt, Retinopathie, Makuladegeneration und Nachtblindheit) liegen bereits vor, allerdings mit sehr unterschiedlichem Ausgang. Die Ergebnisse stimmen positiv, die Aussagekraft ist aber begrenzt, da die Studienqualität nicht optimal war oder auch Stoffgemische eingesetzt wurden. Festhalten kann man aber heute bereits: Heidelbeerextrakt schützt Sehpigmente, Sehnerven und Zellen der Hornhaut. Ferner kann die Heidelbeere einen Beitrag gegen die Entwicklung von grauem Star, diabetischer Retinopathie und altersabhängiger Sehminderung liefern.

Anthocyane sorgen darüber hinaus auch für die Elastizität der Blutgefäße, ganz besonders im Gehirn und in den Augen. Heidelbeeren sind daher gut für Menschen, die unter Nachtblindheit und Lichtempfindlichkeit leiden. Angeblich wurde diese Wirkung erkannt, als man beobachtete, dass im 2. Weltkrieg die Flieger der Royal Airforce bei ihren Nachtflügen wenig Probleme hatten. Sie bekamen zum Frühstück üblicherweise Brötchen mit „Blueberry Jam", also Heidelbeermarmelade, und so begann man die Wirkung der Heidelbeeren auf die Augen zu untersuchen.

Anti-Aging, Fit- und Schlankmacher

Wer jeden Tag eine Handvoll Heidelbeeren nascht, bleibt bis ins hohe Alter topfit. Das fanden kürzlich Forscher der Boston University in den USA heraus. Die wertvollen Anthocyane fangen freie Radikale ein, schützen die Blutgefäße, fördern die Gedächtnis- und Lernfähigkeit und beugen durch ihre gefäßschützenden und reinigenden Eigenschaften u. a. auch Herz-Kreislauf-Erkrankungen vor. Auch Sportler profitieren von den blauen Kugeln: Veröffentlichungen in der Zeitschrift *Molecular Nutrition and*

Food Research bezeugen, dass in Heidelbeeren enthaltene natürliche Polyphenole schädigende Effekte durch oxidativen Stress, der durch hohe körperliche Belastung von Sportlern entsteht, verhindern können. Chronische degenerative Erkrankungen und Defekte können so verhindert werden.

Leckere Hilfe beim Abnehmen

Wie alle Beeren sind auch Heidelbeeren sehr figurfreundlich. Mit federleichten 37–83 Kalorien (je nach Sorte) pro 100 g fallen sie kaum ins Gewicht. Und laut einer US-Studie in den USA von 2011 können die blauen Biostoffe der Heidelbeeren sogar Fett abbauen bzw. die Bildung von Fettgewebe, Fettzellen und Blutfetten im Körper deutlich einschränken. Bei ihren Forschungen stellte die Medizinerin Shiwani Mogle von der Texas Women's University im Tierversuch fest, dass die Anthocyane der Heidelbeeren die Bildung neuer Fettzellen reduzierten. Gleichzeitig erhöhte sich die Lipolyse, ein Vorgang, bei der vorhandene Fettzellen abgebaut werden. Der Fettanteil von Gewebe, das die höchste Dosis Heidelbeerextrakt bekommen hatte, war um 73 Prozent niedriger als der von unbehandeltem Kontrollgewebe. Das, so die Forscherin, macht große Hoffnung, dass ein ähnlicher Effekt auch beim Menschen möglich ist und Heidelbeeren die Bildung von Fettzellen verhindern könnten.

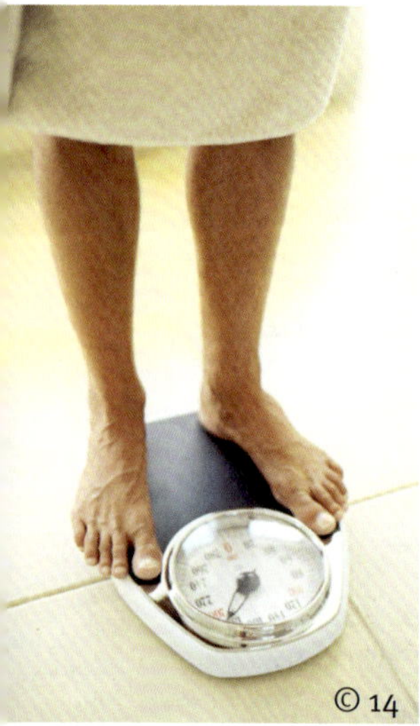

© 14

Gene und Ernährung bestimmen die Figur

Bisher weiß die Forschung, dass die Menge an Fettzellen, die ein Mensch besitzt, bereits in der Kindheit und Jugend festgelegt wird. Die genetischen Vorbestimmungen und die Ernährung spielen dabei die größte Rolle. Auch wenn man eine Diät macht, bleibt die Zahl dieser winzigen Fettspeicher im Körper gleich – sie sind nur nicht mehr so gut gefüllt. Weil diese Zellen das Fett speichern, nehmen ehemals dicke Menschen nach einer Diät auch schneller wieder zu als schlanke.

Das ist das Problem der meisten Diäten und führt zum gefürchteten Jo-Jo-Effekt: Dick sein, abnehmen, wieder zunehmen usw. Diesen Teufelskreis kann man möglicherweise durch eine gesteigerte Zufuhr von Heidelbeeren und deren Wirkstoffen durchbrechen. Eine große Hoffnung vor allem für junge Menschen, die einen Hang zum Übergewicht haben. Denn: Unsere Fettzellen bauen sich während unseres gesamten Lebens auf und werden durch neue ersetzt – sodass ihre Gesamtzahl nicht sinkt, sondern konstant bleibt. Wenn sich nun dieses Verhältnis von Abbau und Neubildung durch die Biostoffe der Heidelbeere zugunsten eines Abbaus verschieben, weil die Neubildung gebremst wird, dann könnte sich auch die Zahl der Fettzellen bei erwachsenen Menschen verringern. Die Folge: Abnehmen würde stattfinden und Jo-Jo-Effekte wären seltener, was für viele Menschen eine verbesserte Gesundheit und Lebensqualität bedeuten könnte.

200 Gramm Blaubeeren täglich

Eine Studie des Cardiovascular Center der University of Michigan belegt, dass der Verzehr von Heidelbeeren helfen kann, Bauchfett abzubauen. Die Untersuchung konnte zeigen, dass Blaubeeren die Risikofaktoren für kardiovaskuläre Herz-Kreislauf-Erkrankungen und andere Störungen, die das metabolische Syndrom betreffen, auffallend senken können. In Michigan hat sich zudem herausgestellt, dass 200 Gramm Blaubeeren täglich den Bauchumfang sichtlich reduzieren können.

Mobilität im Alter

Im fortgeschrittenen Alter verlieren viele Menschen ihre natürliche Beweglichkeit und Psychomotorik. Der Mangel an körperlicher Aktivität, neuronale Schädigungen, Übergewicht und chronische Erkrankungen wie Arthritis oder Diabetes sind häufige Ursachen. Schwäche, Immobilität und Verlust der Bewegungskoordination führen zu Gebrechlichkeit. Kommt noch Knochenschwund (Osteoporose) dazu, sind Stürze und Knochenbrüche leider vorprogrammiert. Solche Unfälle beenden dann oft das unabhängige Leben der Senioren, das sich ab dann in Pflegeheimen oder zu Hause mit Pflegediensten abspielen muss.

Heidelbeeren können die Mobilität älterer Menschen verbessern – und dadurch möglichen Stürzen und Einschränkungen vorbeugen und unsere Lebensqualität erhalten. Eine Humanstudie, die 2015 in der Zeitschrift *Applied Physiology, Nutrition and Metabolism* veröffentlicht wurde, konnte zeigen, dass Heidelbeeren bei älteren Patienten mit einer schlechten Mobilität erstaunlich hilfreich sein können. Sechs Wochen lang nahmen die Senioren täglich zwei Tassen Heidelbeeren zu sich mit dem Erfolg, dass sich in ihrer Bewegung deutliche Verbesserungen zeigten. Die Forscher konnten bei den meisten Teilnehmern eine Verbesserung sowohl in der Gangart als auch in der Art und Weise (Stetigkeit) des Gehens feststellen. Im Alter ist die Untersuchung des Ganges besonders wichtig, da damit die Gefahr für einen Sturz gemessen werden kann. Je stabiler jemand gehen kann, desto geringer ist sein Risiko zu fallen und sich zu verletzen. Jedes Jahr werden 700 000 Amerikaner in die Klinik eingeliefert, weil sie sich bei einem Sturz verletzt haben. In der Studie hatten sich in der „Heidelbeer-Gruppe“ die Faktoren Geschwindigkeit, weniger Schrittfehler und bessere Fußplatzierung sichtlich erhöht. Und das Gleichgewicht beim Gangtest verbesserte sich ebenfalls sichtlich im Vergleich zur Kontrollgruppe, die keine Heidelbeeren verzehrt hatten.

Zähne und Zahnfleisch

Blaubeeren können aufgrund ihres hohen Gerbstoffgehaltes als Tee zum Gurgeln leichte Entzündungen im Mund- und Rachenraum lindern. Doch sie können noch mehr: Ein Extrakt aus wild wachsenden Blaubeeren kann einer neuen Studie aus Kanada zufolge vor Zahnfleischentzündungen (Gingivitis) und daraus folgender Parodontitis (Entzündung des Zahnhalteapparates) schützen. Bakterien, die für diese Erkrankungen verantwortlich sind, kapitulieren vor den antibakteriellen Inhaltsstoffen des Extrakts. Im Labor hatten Zahn-Forscher aus Kanada für ihre Studie einen Extrakt der in Nordamerika beheimateten Heidelbeere *Vaccinium angustifolium* gewonnen.

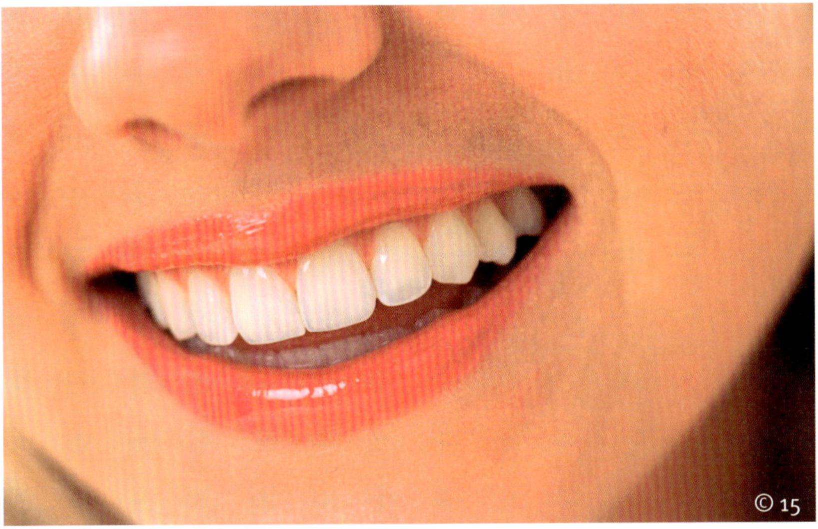

© 15

Symptome einer Parodontitis sind geschwollenes oder blutendes Zahnfleisch. Doch was man zunächst nicht sieht, sind Veränderungen im Bindegewebe und im Knochen, wo die Zähne im Kiefer verankert sind. Wird die Entzündung nicht rechtzeitig behandelt, kann das zu Zahnausfall führen. Im schlimmsten Fall können sogar Herzprobleme die Folge sein. Denn die Parodontitis-Bakterien können über das verletzte Zahnfleisch in die Blutbahn gelangen und zu entfernten Stellen im Körper wandern, beispielsweise zum Herzen. In schweren Fällen muss die Parodontitis mit einem Antibiotikum behandelt werden.

Der Heidelbeer-Extrakt drosselte das Wachstum der Bakterien und verringerte deren Fähigkeit, sich in einem Biofilm zusammenzuschließen. Das berichteten Wissenschaftler von der Université Laval in Québec in der Fachzeitschrift *Journal of Agricultural and Food Chemistry*. Anders als Einzelbakterien lassen sich Bakterien in einem Biofilm weniger leicht bekämpfen. Darüber hinaus blockierte das Blaubeer-Mittel einen Signalweg, der bei Zahnfleischerkrankungen auftritt. Die Forscher sind nun der Meinung, dass der Heidelbeer-Extrakt in Zukunft erfolgreich gegen die Bildung bakterieller Beläge auf Zähnen und Zahnfleisch eingesetzt werden könnte. Diese sind häufig Ursache einer Zahnfleischentzündung oder Gingivitis, aus der unbehandelt eine Parodontitis entstehen kann. Damit, so die Hoffnung, ließe sich in Zukunft auch der Einsatz von Antibiotika reduzieren.

Wichtige Hinweise und Nebenwirkungen

- Heidelbeeren jeglicher Sorte sind ungiftig. Nach dem Verzehr großer Mengen frischer Heidelbeeren reagieren manche Menschen aber mit Durchfall. Ursache sind die zellulosehaltigen Schalen und Kerne – diese quellen als Ballaststoffe im Darm auf und regen dort die Peristaltik an.
- Wechselwirkungen mit anderen Arzneistoffen sind nicht bekannt. Der hohe Gerbstoffgehalt der Heidelbeeren kann aber die Aufnahme von Medikamenten über die Darmschleimhaut behindern und so deren Wirkung abschwächen. Deshalb sollte man Heidelbeeren in größerer Menge nicht zusammen mit anderen Tabletten einnehmen, sondern zwei Stunden Abstand einhalten.
- Heidelbeeren haben eine blutzuckersenkende Wirkung. Wer Diabetes hat und die Beeren in Form eines Arzneimittels einnehmen möchte, sollte dies vorher mit dem Arzt abklären. Unter Umständen muss die Insulindosis angepasst werden.
- Wer einen empfindlichen Magen hat, dem könnten die vielen Gerbstoffe der Heidelbeeren Probleme bereiten. In diesem Falle gilt: Weniger ist mehr.
- In Heidelbeerblättern kommen geringe Mengen an Alkaloiden (Hydrochinon) vor, die ab einer bestimmten sehr hohen Konzentration (täglich mehr als 20 g Trockendroge) Vergiftungserscheinungen hervorrufen können. Wer Zubereitungen aus Heidelbeerblättern (Tee, Tinktur) über einen längeren Zeitraum und hoch dosiert anwenden möchte, muss dies vorher mit dem Arzt abklären.

– Verwechselungsgefahr! Der intensive blaue Saft unterscheidet die Heidelbeere von der sehr ähnlich aussehenden Rauschbeere, die eiförmige Beeren (Fruchtfleisch hell) ausbildet und deren Saft grünlichbraun ist. Der Genuss von Rauschbeeren kann zu Schwindel, Erbrechen, Sehstörungen und Schlucklähmung führen. Dies löst aber nicht die Beere selbst aus – sondern vermutlich ein darauf schmarotzender Pilz (Sclerotinia) –, Forscher fanden nämlich in den Früchten keinerlei Giftstoffe. Tipp: Ein gutes Unterscheidungsmerkmal zwischen den zwei blauen Beeren ist der kantige, grüne Stängel der Heidelbeere!

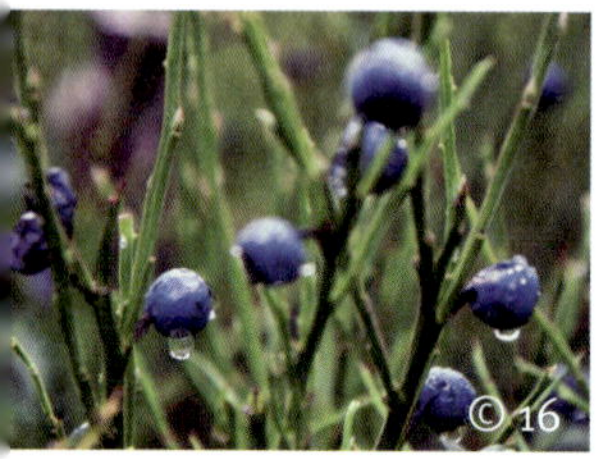

Zubereitung und Anwendung

Bei uns haben die wilden Blaubeeren von Juli bis etwa Anfang September Saison. Die kultivierten Beeren bekommt man im Supermarkt inzwischen fast das ganze Jahr über.

Kaufen Sie nur schöne, pralle Früchte und behandeln Sie sie vorsichtig (insbesondere wenn es wilde Beeren sind). Wildheidelbeeren sind druckempfindlich und schimmeln schnell. Sie verlieren bei Lagerung jeden Tag an Aroma und entwickeln mit der Zeit Bitterstoffe. Deshalb sollte man sie rasch verbrauchen und nur wenige Tage im Kühlschrank aufbewahren.

Bei Kulturheidelbeeren (diese kann man bis zu 2 Wochen lang im Kühlschrank aufbewahren) reicht es, wenn man sie kurz vor dem Verzehr in Wasser eintaucht. Die im Wald gepflückten Blaubeeren sollte man dagegen sehr sorgfältig waschen – zwar gibt es in Deutschland nur sehr wenige Fälle von Fuchsbandwurm, aber es gibt sie.

Bessere Wirkung durch Einfrieren

Man kann Blaubeeren (wilde und kultivierte) sehr gut einfrieren. Ihr Geschmack und auch die wichtigen therapeutischen Wirkstoffe bleiben so voll erhalten oder werden sogar noch verbessert! Das Einfrieren steigert die Verfügbarkeit von Antioxidanzien und somit den Nährstoffgehalt, wie eine neue Studie an der South Dakota State University beweist. Die Doktorandin Marin Plumb entdeckte dort, dass gefrorene Blaubeeren auch noch nach sechs Monaten Tiefkühl-Lagerung mindestens genauso nahrhaft sind wie frische Beeren. Ein Vergleich des

Antioxidanziengehalts der gefrorenen und frischen Beeren ergab jeweils keine Minderung des Nährwerts der Tiefkühlbeeren. Im Gegenteil: Durch das Einfrieren hatte sich die Anthocyan-Konzentration in den Beeren sogar erhöht. „Die beim Einfrieren gebildeten Eiskristalle brechen die Struktur des Pflanzengewebes auf und erhöhen dadurch die Verfügbarkeit der Anthocyane", machte die Forscherin klar.

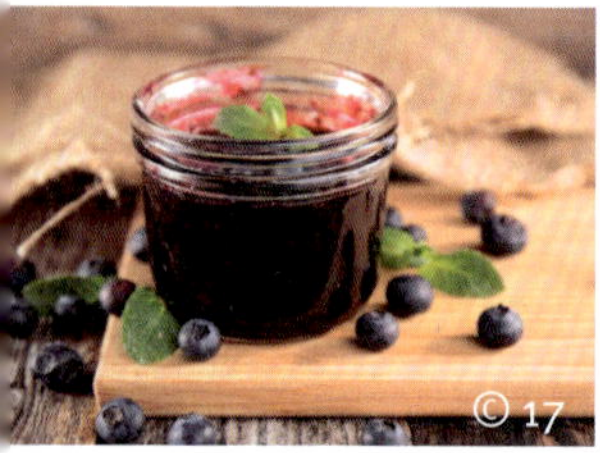
© 17

Heidelbeeren gibt es in vielen Darreichungsformen

- frische Beeren
- gefrorene Beeren
- getrocknete Beeren
  (Wer das selbst machen möchte: vollreife Früchte bei 50 Grad im Backofen dörren und dann in trockenen Gefäßen lagern.)
- Tee aus Beeren oder Blättern
- Waldheidelbeer-Muttersaft
  (Reformhaus, Bioladen, Apotheke, z. B. von Rabenhorst)
- Heidelbeer-Tinktur
- Homöopathie, Essenzen, Spagyrik
- Beerenpulver, z. B. für Smoothies
- Inhaltsstoff bei diversen Pharmaprodukten
  (z. B. Unizink KombiKraft flüssig)
- Dragees mit Wirkstoffkonzentraten aus der Heidelbeere
- Heidelbeer-Marmelade, Gelee, Sirup, Wein, Likör und Schnaps
- Heidelbeeren im Glas (eingemacht)

Bewährte Hausmittel

In der Volksheilkunde findet man zahlreiche Hausmittel mit den blauen Beeren zur Behandlung von Alltagsbeschwerden. Getrocknete Heidelbeeren, Heidelbeertinktur und Heidelbeersaft sollten in keinem Haushalt fehlen! Im Folgenden finden Sie einige Beispiele aus der „Heidelbeer-Apotheke“.

Mundspülung bei Entzündungen

Zur Mundspülung wird ein Esslöffel (etwa 10 g) getrocknete Heidelbeeren mit 100 ml kaltem Wasser angesetzt und nach zehnminütigem Kochen noch heiß abgeseiht. Mit der abgekühlten Lösung kann man mehrmals täglich gurgeln und den Mund spülen. Heidelbeeren wirken stark antiseptisch; bei Entzündungen im Mundbereich hilft auch das Kauen frischer oder getrockneter Früchte.

Heidelbeergeist (original nach Pfarrer Kneipp)

„Man bringt Heidelbeeren, soviel wie man mit zwei bis drei Handvoll fassen kann, in ein Glas und gießt guten, echten Branntwein darauf. Je längere Zeit (selbst jahrelang) die angesetzten Beeren stehen, umso schärfer wird und wirkt die Medizin solchen Beerengeistes. Heftiges, andauerndes Abweichen, mit großen Schmerzen verbunden, bei dem mitunter Blut abgeht, stillt ein Löffel Heidelbeerbranntwein, genommen in 1/8 Liter warmen Wassers. Nach 8–10 Stunden kann man die gleiche Medizin nochmals nehmen. Bei gefährlichen Ruhrerkrankungen arbeitet derselbe Heidelbeergeist der äußeren Wasseranwendung (warme Umschläge von Wasser und Essig) von innen überaus wirksam entgegen“.

Unter den Tinkturen unserer Hausapotheke ist die Heidelbeertinktur die erste und unentbehrlichste, als „einer der wärmsten Freunde des Unterleibs“, schreibt Pfarrer Kneipp. Die Dosis richtet sich nach dem Grad des Übels – von 10–12 Tropfen auf ein Zuckerstück, etwas stärker mit etwa 30 Tropfen, und die stärkste Dosis ist ein Kaffeelöffel, eingenommen in warmem Wasser oder Wein (6 EL).

Heidelbeeren bei Akne

250 g getrocknete Beeren in 3/4 l kaltem Wasser ansetzen, 8 Stunden ruhen lassen, danach stark einkochen. Bei Gesichtsakne wie eine Maske auftragen, nach 1 Stunde abwaschen.

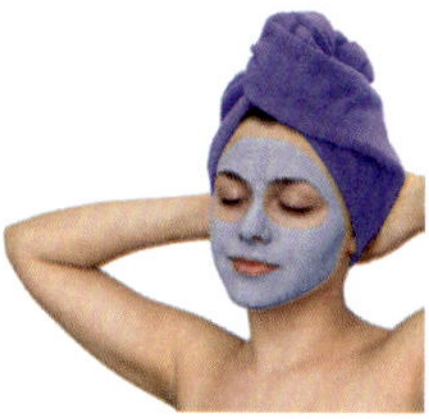

Tiefenreinigende Maske mit Blaubeere

1/2 Tasse Blaubeeren, 1/2 TL Maismehl, Saft einer halben Zitrone und 1–2 EL Honig miteinander vermischen und cremig rühren. Auf das Gesicht auftragen und 10–20 Minuten einwirken lassen. Danach lauwarm abspülen.

Hautausschläge und Schuppenflechte

Bewährt hat sich hier ein Heidelbeerblätter-Tee, davon 2–3 Tassen täglich zwischen den Mahlzeiten trinken. Unterstützend wirken Waschungen und Umschläge.

Mus gegen Verbrennungen, Hautschürfungen (nach U. Bühring)

125 g getrocknete Beeren mit 375 ml kaltem Wasser ansetzen, stark einkochen und abkühlen lassen. 25 ml fettes Ringelblumenöl dazugeben, das Mus auf die Haut auftragen (jedoch nicht auf offene Wunden) und mehrere Stunden einwirken lassen.

Tipps für die Verdauung

Frische Beeren wirken mild abführend. Gegen Durchfall helfen getrocknete Beeren, die gekaut werden, oder gekochte Beeren als Saft, Kompott oder Teeaufguss. Dazu 2 EL Beeren in 150 ml Wasser 10 Minuten kochen lassen. Bei nervösem Reizmagen helfen zerdrückte Heidelbeeren mit lauwarmer Milch.

Wurmerkrankungen

Gegen Spul- und Madenwürmer hilft eine Heidelbeer-Kur. Drei Tage hintereinander werden ausschließlich Heidelbeeren gegessen. Danach ist man in der Regel nicht nur wurmfrei, sondern auch um einige Pfunde leichter.

Ekzeme und Wunden

Dick eingekochter Heidelbeersaft lindert als Auflage Ekzeme, auch nässende, außerdem Sykosis (Feigwarze, Bartflechte) sowie schlecht heilende Wunden und Geschwüre bei Diabetes.

Tee-Rezepte

Tee gegen Durchfall (nach U. Bühring)

25 g Heidelbeeren, 25 g Fenchelfrüchte, 25 g Kamillenblüten und 25 g Gänsefingerkraut mischen. 1 EL der Mischung mörsern und mit 250 ml kochendem Wasser übergießen und ziehen lassen. Täglich 3-mal 1 Tasse trinken.

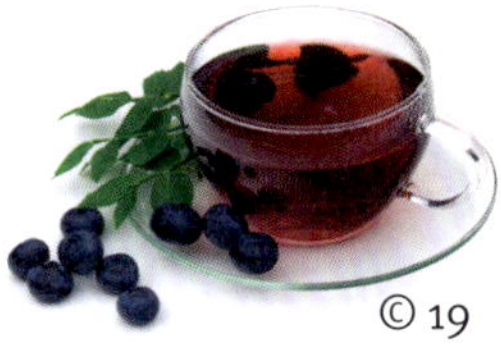

© 19

Heidelbeer-Tee

3 EL getrocknete Heidelbeeren werden mit 500 ml kaltem Wasser angesetzt und zum Kochen gebracht. Nach 10 Minuten abseihen und abkühlen lassen. Den Heidelbeertee kann man bei Entzündungen im Mund- und Rachenraum zum Gurgeln benutzen oder bei Durchfall ein kleines Glas davon trinken. Apotheker Mannfried Pahlow empfiehlt, bei Hämorrhoiden 4 Wochen lang täglich 1–2 kleine Gläschen davon zu trinken.

Blätter-Tee

Tee aus Heidelbeerblättern gilt bei Diabetes als nützliches Mittel. Auch in der Mischung mit anderen Tees, zum Beispiel:

Mischung 1: Bohnenschalen (10 g), Brennnesseln (10 g), Birkenblätter (10 g) und Heidelbeerblätter (60 g) mischen. 1 EL der Mischung auf eine Tasse Wasser abkochen, 2–3-mal täglich eine Tasse vor dem Essen trinken.

Mischung 2: Bohnenschalen (40 g) und Heidelbeerblätter (60 g) mischen. 2 EL auf drei Tassen Wasser geben und das Ganze auf 2 Tassen einkochen, 2–3-mal täglich eine Tasse vor dem Essen trinken.

Anti-Diabetes-Tee (nach Maria Treben)

Nelkenwurz (45 g), Brombeerblätter (15 g), Heidelbeerblätter (15 g), Goldenes Fingerkraut (45 g) und Bohnenschalen (30 g) mischen. 4–5 EL der Mischung auf einen Liter heißes Wasser geben und zugedeckt 5–10 Minuten ziehen lassen, anschließend abseihen und über den Tag verteilt trinken.

Alte Bräuche und Mythen rund um die Heidelbeere

Die blauen Beeren haben es in sich – auch mystisch. Es gibt unzählige Sagen und Bräuche rund um die tiefblaue Beere aus dem Wald.

- Der Hl. Jakob soll der Schirmherr der Blaubeeren sein und deshalb sollen diese am 25. Juli, seinem Namenstag, besonders heilkräftig sein.
- In einem anderen Brauch soll man die Beeren nur während der „Frauendreißiger", der Zeit zwischen dem 15. August und 8. September, ernten. Im Weihbuschen am 15. August, am Tag von Maria Himmelfahrt, darf nie ein Sträußchen Heidelbeeren fehlen.
- Bevor man losgeht, um Blaubeeren zu sammeln, soll man neun Beeren auf einem Stein zerdrücken. Die Ausbeute soll dann besonders üppig ausfallen, sagt der Volksglauben.
- Viele Sagen und Mythen bringen die Heidelbeere mit der „Großen Göttin" bzw. im christlichen Glauben mit Maria in Beziehung: Beim Beerensammeln gelten die zu Boden gefallenen Beeren als „Beerenopfer" an die Mutter Gottes. Im Raum Trier ist es sogar heute noch Brauch, Heidelbeeren vor Marienbildern auszustreuen. Einer Legende nach sind die Heidelbeeren sogar aus dem Rosenkranz entstanden: So soll Maria dem Heiligen Gangolf die Perlen ihres Rosenkranzes in die Hände gelegt haben. Diese säte er aus und es sollen daraus Heidelbeersträucher entstanden sein.
- Oft wird mit der Heidelbeere auch eine Beziehung zur „Schwarzen Göttin", also der Göttin der Transformation, des

Sterbens (und Wiedergeborenwerdens) verbunden. Findet man etwa weiße Heidelbeeren beim Sammeln oder auf dem Weg, steht ein Todesfall oder ein trauriges Ereignis bevor. Das gleiche soll ein Traum bedeuten, in dem Heidelbeeren vorkommen. Die Beziehung der Heidelbeere zum Wandlungsaspekt ist auch ein Grund dafür, dass Schwangere Heidelbeeren eher meiden sollen. So ist es im Raum Karlsbad angeblich sogar Brauch, dass Schwangere keine Heidelbeeren sammeln, da sonst das Kind viele schwarze Muttermale bekommen soll.

– Die Volksnamen Äuglbeer, Blickbeere u. a. bringen die Heidelbeere stärker in Beziehung zum Klar- oder Hellsehen. So sollen der Sage nach Heidelbeeren vor allem an den Höhleneingängen der schatzhütenden Zwerge wachsen. Und wer Heidelbeeren pflückt und isst, kann plötzlich die Höhleneingänge der Zwerge in der Nähe der Sträucher erkennen – und so ihre Schätze finden. Die Sage dürfte darauf gründen, dass die Heidelbeere große Mengen Rhodopsin enthält, welches das Dämmerungssehvermögen steigert.

Traditionelles Blaubeerfest

Die Kleinstadt Eggesin in Mecklenburg-Vorpommern trägt den Beinamen „Blaubeerstadt". Im Stadtzentrum steht seit 2002 ein Denkmal zu Ehren der Blaubeere. Jährlich wird eine Blaubeerkönigin gekürt und ebenfalls jedes Jahr Mitte Juli findet vor der historischen Kulisse der Fachwerkkirche ein Fest der besonderen Art statt: das Blaubeerfest. Auf die Besucher wartet ein Bauernmarkt, unter anderem mit regionalen Spezialitäten, wie dem hausgebackenen Blaubeerkuchen.

Heidelbeeren in der Indianer-Medizin

Für die Ureinwohner Nordamerikas waren sie ein Geschenk des „Großen Geistes". Heidelbeeren waren sehr hoch geachtet, weil auf jeder Beere ein Stern mit fünf Punkten sitzt. Man glaubte, dass der „Große Geist" die „Sternbeeren" geschickt hatte, um den Hunger der Kinder in Notzeiten zu lindern. Die Waldbeeren wurden sehr gerne und oft von den Indianern verwendet. Die Heidelbeersaison war kurz und deshalb wurden die geernteten Heidelbeeren von den Indianern für das ganze Jahr getrocknet

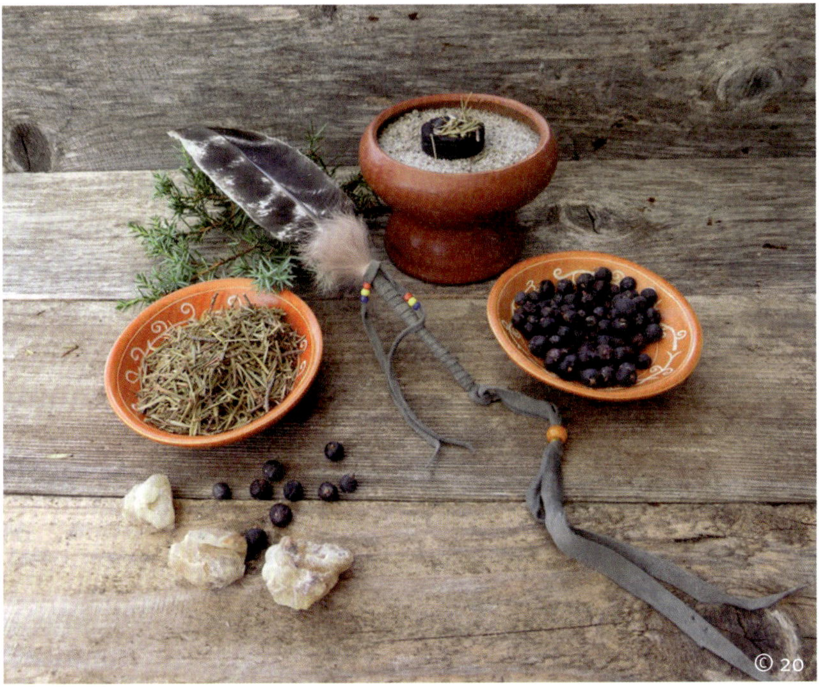

und teilweise auch zu Pulver gemahlen. Frische oder getrocknete Beeren wurden zu Fleisch, Eintöpfen, Suppen und anderen Speisen zugefügt.

Die nordamerikanischen Indianer nutzten die Heidelbeere nicht nur als Nahrungs-, sondern auch als Heilmittel und zur Vorbeugung von Krankheiten. Einzelne Völker wie die Ojibwa und die Algonquin verwendeten die Blüten der Pflanze sogar zur Behandlung von geistiger Verwirrung.

Wurzeltee beruhigt

Von der Wurzel des Heidelbeerstrauches brauten die Indianer einen stark aromatischen Tee, der als Beruhigungsmittel während der Geburt half. Auch die Ehefrauen der Siedler tranken diesen Tee. Die Indianer glaubten, dass der Wurzeltee dabei hilft, das Blut zu reinigen und den Organismus zu beleben.

Die gerbenden und entzündungshemmenden Wirkungen der Heidelbeeren waren den Indianern wohlbekannt: Aus pulverisierten Trockenfrüchten stellte man hochwirksame Tees gegen Leberentzündungen, Magenbeschwerden, Ruhr und Gallenblasenentzündung sowie zur Behandlung von Blasensteingries her. Zahlreiche Berichte von Pionieren, Siedlern, Soldaten und Trappern beschrieben schon vor langer Zeit Besserungen bei Diabetes – eine Tatsache, die von der modernen Medizin lange strikt geleugnet wurde.

Wirkungsvolle Kaltauszüge

Indianer heilten mit Teeaufbereitungen der Blätter hauptsächlich schwere blutende Durchfälle (Ruhr, Blutruhr), linderten aber auch den tödlichen Wasserverlust bei Cholera und Typhus. Sie bereiteten dabei meist Kaltauszüge von Beeren, Blättern und Wurzelrinden zu, indem sie das zerkleinerte Trockenmaterial mehr als 24 Stunden ziehen ließen. Nur in akuten Notfällen übergoss man das Material mit kochendem Wasser. Indianermediziner sind auch heute noch der Meinung, dass Abkochungen wichtige empfindliche Substanzen der Beere zerstören, so etwa die antidiabetischen Wirksubstanzen.

Jüngste Untersuchungen in den USA deuten darauf hin, dass die indianische Praxis, pulverisierte Wurzeln aller Arten als Warmauszug gegen schwere bakterielle Infektionen von Magen, Darm, Nieren, Leber, Galle, Pankreas, Harnleiter, Uterus und Blase sowie bei Bronchitis und Angina zu geben, sehr begründet war; denn es wurden dabei Substanzen festgestellt, die stark keimtötend und gleichzeitig blutbildend wirken und offensichtlich auch das Immunsystem stärken.

Die Früchte werden wegen ihres hohen Vitamin-C-Gehaltes (auch Vitamin A) in zuckerarmen Aufbereitungen, am besten wochenlang, konserviert, eingenommen und langsam zerkaut. Sie galten als probates Mittel gegen Kapillargefäßschwächen und Bronchitis.

Die Trockenbeeren wurden auch bei der Zubereitung von „Pemmikan“ (aus der Sprache der Cree-Indianer: *pimikan*, zu *pimii*, für Fett) verwendet, eine Art Kraftriegel aus zerstoßenem Bisondörrfleisch und Fett, das die Indianer als haltbaren und nahrhaften Reiseproviant mit sich führten. Oft wurden viele getrocknete Heidelbeeren untergemischt, insbesondere bei den Stämmen der Ostküste, wie den Irokesen.

Energie und Seele der Heidelbeere

Die Heidelbeere hat neben ihren stofflichen Schätzen auch Heilsames für unser seelisch-geistiges Gleichgewicht zu bieten. So beschreibt z. B. Barbara Simonsohn in dem Buch: *Heilkraft aus den Tropen*: „Heidelbeeren helfen bei Überanstrengung. Diese Früchte vermitteln uns die Energie von Aufbruch zu neuen – inneren – Ufern. Sie schützt unsere Seele und fördert die eigenständige Persönlichkeitsbildung des Menschen. Sehr heilsam ist sie in dieser Beziehung für Kleinkinder und Kinder. Eine Heidelbeerkur ist heilsam bei dem Gefühl von Einsamkeit und Verlorenheit. Sie hilft auch bei Süchten und suchtartigen Beziehungen zu Menschen. Wir gewinnen Standfestigkeit und eine tiefe Beziehung zu unserem inneren Kind."

Gerbstoffe für die Seele

Ein wesentlicher Anteil der Heilwirkung der Blaubeeren kommt von ihren Gerbstoffen. Diese wirken nicht nur auf den Körper, sondern auch auf die Seele: „Gerbstoffe ziehen zusammen, sie zentrieren, erden und verdichten. Sie können helfen, das Grenzbewusstsein zu stärken und die Energie nach innen zu lenken, und eignen sich deshalb für Menschen, die sich schwer konzentrieren können, die ausschweifen, die auf alles ‚allergisch' reagieren, die sich schwer entscheiden können oder sich verströmen und nicht zu ihrer Mitte bzw. zu ihrem eigenen Weg finden." (aus: Ursel Bühring: *Praxis-Lehrbuch der modernen Heilpflanzenkunde,* siehe Literatur)

Heidelbeeren im Ho'oponopono

Bei der hawaiianischen Vergebungsarbeit Ho'oponopono, die inzwischen auch in Europa vielfach angewendet wird, hat die blaue Beere eine wesentliche Funktion. Ho'oponopono ist eine Art „Geistige Reinigung" im Rahmen einer Familienkonferenz, in der (falsch gelaufene) zwischenmenschliche Beziehungen durch Gebet, Aussprache, Schuldbekenntnis, Reue und gegenseitige Vergebung wieder hergestellt werden. Heidelbeeren sollen bei diesem Ritual einen reinigenden Effekt auf unser Gedächtnis haben. Sie löschen Erinnerungen, sagt Dr. Ihleakala Len, ein berühmter Vertreter des Ho'oponopono. Man kann sie frisch oder getrocknet essen, als Marmelade, Gelee und sogar als Sirup über Speiseeis zu sich nehmen. Sie sind nicht nur gesund für unseren Körper, sondern auch für unsere Seele!

Und man muss sie für diese Effekte nicht einmal unbedingt essen – allein das Anschauen der Früchte in einem meditativen Zustand soll Ähnliches bewirken.

Die Heidelbeere in der Spagyrik

Die Spagyrik ist ein uraltes, ganzheitliches Naturheilverfahren. Die besondere Art der Herstellung der Heilmittel hat ihre Wurzeln in der vorchristlichen Zeit. In der Spagyrik (griechisch: *spao* = trennen, *ageiro* = zusammenführen) werden die Wirkstoffe aus Pflanzen zunächst getrennt, bearbeitet und dann jeweils „gereinigt" wieder zusammengeführt. Der bekannte Arzt Paracelsus (1493–1541) bezeichnete als einer der ersten die Spagyrik als angewandte Form der Alchemie zur Herstellung von Heilmitteln. Rund 200 Jahre später war es dann der homöopathische Arzt Carl Friedrich Zimpel, der mit seinen Studien die heutige Spagyrik mitbegründete. Durch die spezielle Art der

Herstellung erhalten die Essenzen eine Dynamik, die im Körper Heilungsprozesse in Gang setzen kann. Spagyrische Essenzen helfen das Selbstheilungspotenzial des Körpers anzuregen und zu unterstützen. In der Spagyrik nach Dr. Zimpel wird die Heidelbeere sowohl im körperlichen als auch im energetischen Bereich angewendet.

Im energetischen Bereich steht die Heidelbeere für Vision, Weitblick, Geradheit, Ausdauer, Vergnügen. Sie ist die Pflanze der Vision, sie bringt Licht ins Dunkel. Sie kann unsere Intuition stärken, sie bringt uns Lebensfreude, Vertrauen, Befreiung von unseren Zweifeln, von uralten Ängsten. Die blauen Beeren helfen uns dabei zu geben, ohne auf eine Gegenleistung zu warten, und sich von allem Materiellen zu befreien. Die Blaubeere steht auch für Vorwärtskommen, Restrukturierung, Veränderung, Fortschritt, Befreiung und Erleichterung, um seiner wahren Fügung entgegen zu gehen.

Auf körperlicher Ebene löscht die Heidelbeere die Nebenwirkungen von Impfstoffen und auf energetischer Ebene „impft sie" gegen alte Anschauungen. Sie symbolisiert den Prozess der Befreiung von Karma, die Verschmelzung des Geistes und des Körpers. Und sie stellt gleichzeitig die Energie des sechsten Chakras und des sechsten Sinns dar.

Die Heidelbeere in der Homöopathie

In Homöopathiebüchern findet sich hie und da ein Eintrag zur Heidelbeere, meist geht es um ähnliche Wirkungen wie in der Pflanzenheilkunde – also bei Durchfall, Augenproblemen und Entzündungen der Mundschleimhaut sowie auch bei Typhus und Malaria.

Häufig liest man auch, dass Vaccinium myrtillus D200 gegeben werden soll, einmalig vor jeder Impfung (um negativen Impfreaktionen vorzubeugen). Zu den Heidelbeerblättern und Früchten als homöopathische Droge findet man bei der Kommission D im früheren Bundesgesundheitsamt BGA (heute: BfArM) keine offizielle Monografie mit der Begründung, dass die Anwendungsgebiete nicht ausreichend belegt sind.

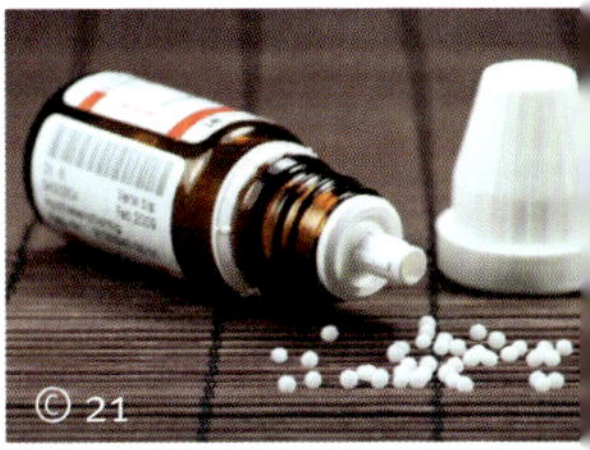
© 21

Die homöopathische Wirkung der Heidelbeere als Hochpotenz (C 30) ist sehr gut und ausführlich in einer Diplomarbeit von vier Kursteilnehmerinnen an der Akademie für Homöopathie in Gauting bei München erstellt worden (*www.homoeopathie-forum.de/anhaenge/sonstige_anhaenge/Heidelbeere.pdf*).

Die Prüferinnen nahmen mehrere Tage 3-mal täglich C 30 von der Waldheidelbeere (*Myrtilli fructus*) ein bis zum Auftauchen der ersten Symptome. Es folgte eine Beobachtungszeit von vier Wochen. Die teilweise sehr auffällige Übereinstimmung der Symptome war für alle Teilnehmer überraschend. Bereits bei und während der Verschüttelung setzten Symptome ein, darunter häufiges Wasserlassen, Blasenentzündung mit Blut im Urin, eine Woche Verstopfung, Nagelbettentzündung, erhöhtes Hungergefühl, extremes Isolationsgefühl und große Unaufmerksamkeit.

Alle Prüfer stellten einen klaren Bezug zu folgenden *körperlichen Themen* fest: Energie und Müdigkeit, Wasserhaushalt (zu viel und zu wenig), Gelenke, Gewächse und Warzen, Augen und Sehen.

Die aufkommenden *seelischen Themen* waren: Heftigkeit, Abwesenheit, Gelassenheit, Selbstvertrauen, Klarheit sowie Anpacken; diese werden im Folgenden in Kürze skizziert:

Heftigkeit: Starke Intensität der Symptome und der eigenen Schwachstellen mit einer auffallenden Plötzlichkeit; die Tendenz auszusteigen; Probleme werden als unlösbar empfunden.

Abwesenheit: „Wie ein Schleier" ist die Aussage, die sich durch das Mittelbild zieht. Die Prüfer fühlten sich wie in einem Film, wie in Nebel gepackt; hiermit war eine starke Unkonzentriertheit verbunden. Gleichzeitig das Isolationsgefühl „Keiner kümmert sich um mich, niemand braucht mich. Ich bekomme keinen Kontakt zu Anwesenden."

Gelassenheit: Gefühl, dass man alles bewältigen kann – egal, was passiert.

Selbstvertrauen: Mit der Gelassenheit steigerte sich das Selbstvertrauen. Man konzentriert sich mehr auf sich selbst und die Umwelt verliert an Bedeutung.

Klarheit: Deutliche Klarheit als Polarität zum Abwesenheitsgefühl. Und zwar die Klarheit im Sehen (körperlich), mit dem Gefühl, viel schärfer und klarer zu sehen. Und dem Gefühl der inneren Klarheit über Dinge und Entscheidungen sowie der Wunsch nach mehr Abgrenzung.

Anpacken: Tatendrang mit Leichtigkeit und viel Energie, aufkommender Wille, all jene Dinge anzupacken, die schon seit Jahren liegengeblieben sind; das Gefühl, alles schaffen zu können.

Farbtherapie: Blaubeerblau

Neben ihren wertvollen Inhaltsstoffen haben die Blaubeeren auch (nur) über ihre sichtbare Farbe eine Heilwirkung auf unseren Körper und unsere Psyche. Die Heilkraft und die Schwingung der Farben werden nicht nur optisch, sondern auch innerhalb unseres Körpers als Information aufgenommen. Farben haben eine messbare Wärme, die auf unsere Stimmung und unser Wohlbefinden wirkt. Somit kann die Farbtherapie über das Essen zur Linderung und Heilung psychischer und physischer Krankheiten genutzt werden.

Man kann diesen Prozess auch Lichtnahrung nennen. Pflanzen nehmen Sonnenkraft auf und speichern sie in eigenen Zellstrukturen. Beim Essen versorgen wir uns mit Licht und Farbe, davon hängt auch unsere Vitalität ab. Licht und Wasser sind Informationsträger. Farbe hat eine Bruchfunktion zwischen körperlichem und emotionalem Empfinden. Das Tiefblau der Heidelbeere ist besonders intensiv. Von dieser Farbe weiß man, dass sie Ruhe, Entspannung, Sanftheit, Stille und seelische Tiefe auf allen Ebenen fördert. Blau ist überdies wohltuend bei Schmerzen aller Art, Ohrenleiden, Augenproblemen, Kiefer- und Zahnschmerzen, Sinnesstörungen, Allergien, Nervenüberreizung, Hautkrankheiten, Verbrennungen, Bluthochdruck, leichten Kopfschmerzen und Migräne, Halsschmerzen, Hormon- und Schlafstörungen, Hitzewallungen und Schweißausbrüchen. Blau wirkt kühlend, einengend, beschützend, unauffällig, in die Ferne gehend. Es hilft auch bei Unruhe, Reizbarkeit, Verspannungen und Oberflächlichkeit sowie einengenden Gedanken und Gefühlen.

Leckeres aus der Heidelbeer-Küche

Mit Blaubeeren lassen sich wunderbar leckere und gesunde Gerichte zaubern – in allen Geschmacksrichtungen und Kombinationen. Die Auswahl folgender Rezepte inspiriert sicher zum Ausprobieren und zum Entwickeln weiterer eigener Rezepte „in Blau“. Ich wünsche Ihnen einen gesunden Appetit!

Lavendelcreme mit Heidelbeeren

Creme:
1/4 Liter Milch
1/4 Liter Sahne
5–6 Lavendelrispen (frisch oder getrocknet)
3 Blatt Gelatine
6 Eigelb
50 g Zucker (oder Xylit)
Soße:
100 g Heidelbeeren
2 EL Rotwein
1 EL Portwein
1 EL Zucker (Xylit)

Milch, Sahne und Lavendel erhitzen, abgedeckt 20 Minuten ziehen lassen. Gelatine in kaltem Wasser einweichen und Eigelb mit Zucker aufschlagen. Lavendel aus der Milch nehmen, etwas von der Milch in einem Topf erhitzen und die Gelatine darin auflösen. Unter Rühren mit der restlichen Milch in die Eiercreme geben und weiterrühren, bis sie dick wird. Dann einige Stunden kühlen.

Für die Soße Rotwein und Portwein aufkochen. Zucker und Heidelbeeren hinzufügen, kurz aufkochen lassen und dann kühl stellen. Zusammen mit der Lavendelcreme servieren.

Heidelbeerpesto (nach Ursel Bühring)

2 EL Pinienkerne oder Sonnenblumenkerne
2 Handvoll frische Heidelbeeren
fein abgeriebene Schale von 1 Bio-Zitrone
6 EL Bio-Olivenöl
1/4 Stange frisch geriebener Ceylon-Zimt
4 Stängel frische Pfefferminze
1 cm frischer geriebener Ingwer
jeweils eine Prise Salz, schwarzer Pfeffer und Chili
evtl. noch 1 TL frische Zungenblüten der Ringelblume

Zerkleinerte Kerne mit den Blaubeeren vermengen, Zutaten zugeben, alles im Mixer pürieren. Öl unterziehen und würzen. In kleine Gläser füllen und kühl lagern.

Heidelbeer-Likör

500 g frische Heidelbeeren
1 Flasche Wodka
150 g (Kandis) Zucker
Zitronenschale von 1 Bio-Zitrone
1/2 Stange Zimt

Zutaten mischen, 4–6 Wochen reifen lassen, öfters schütteln, damit sich der Zucker löst. Zum Ansatz kann noch etwas Vanille zugegeben werden.

Heidelbeer-Muffins (ca. 12 Stück)

200 g Heidelbeeren
150 g Mehl
100 g feine Haferflocken
3 TL Backpulver
1 Ei
125 g Zucker
1 Pck. Vanillezucker
125 g weiche Butter
300 g saure Sahne
Puderzucker

Mehl, Haferflocken und Backpulver mischen. Das verquirlte Ei, Zucker, Vanillezucker, Butter und saure Sahne unterrühren, bis ein glatter Teig entstanden ist. Dann die gewaschenen Heidelbeeren vorsichtig unterheben. Den Teig in die Mulden einer Muffinbackform füllen und im vorgeheizten Backofen bei 180 Grad etwa 25 Minuten backen. Auskühlen lassen und mit Puderzucker bestreut servieren.

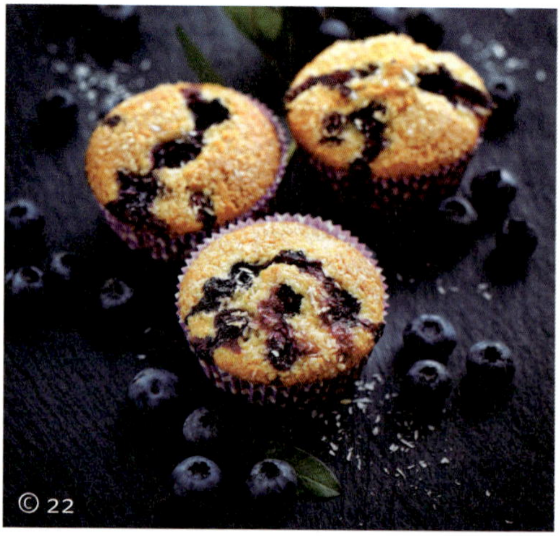

Heidelbeercreme mit Pistazien (4 Pers.)

200 g Quark
6 EL Milch
etwas Zimt
abgeriebene Schale von 1 Bio-Zitrone
2 EL Honig
120 g Heidelbeeren
2 EL ungesüßter Sanddornsaft
60 g Sahne
2 TL Pistazienkerne

Den Quark mit der Milch glatt rühren, mit Zimt, Zitronenschale und Honig vermischen. Die Heidelbeeren waschen, die Hälfte davon pürieren. Mit dem Sanddorn mischen und in Glasschälchen füllen. Die Quarkcreme darauf geben, mit den restlichen Beeren, der steif geschlagenen Sahne und den Pistazienkernen garnieren.

Heidelbeer-Sorbet (4 Pers.)

600 g TK-Heidelbeeren
1/2 TL abgeriebene Zitronenschale (unbehandelt)
2 EL Zitronensaft
50 g Puderzucker
150 g Sahnejoghurt

3 EL Heidelbeeren beiseitelegen und auftauen lassen. Restliche Heidelbeeren 10 Minuten antauen lassen. Zitronenschale, Zitronensaft und Puderzucker zugeben und mit einem Mixer oder in einem Rührbecher fein pürieren. Joghurt zugeben und mit dem Pürierstab unterschlagen. Die Heidelbeermasse in eine vorgekühlte Schüssel füllen und mit den aufgetauten Heidelbeeren verzieren.

Heidelbeer-Sirup

Passt gut zu Pfannkuchen!

3 Tassen Heidelbeeren
3 Tassen Zucker
1 Tasse Wasser
1/4 Tasse Zitronensaft

Blaubeeren waschen und trocknen, dann im Mixer pürieren. Das Püree zusammen mit Wasser und Zucker auf dem Herd etwa 30 Minuten lang köcheln lassen, regelmäßig umrühren. Vom Herd nehmen und Zitronensaft dazugeben. Alles durch einen Kaffeefilter gießen und anschließend in eine saubere Flasche geben. Der Sirup hält sich im Kühlschrank etwa 6 Monate.

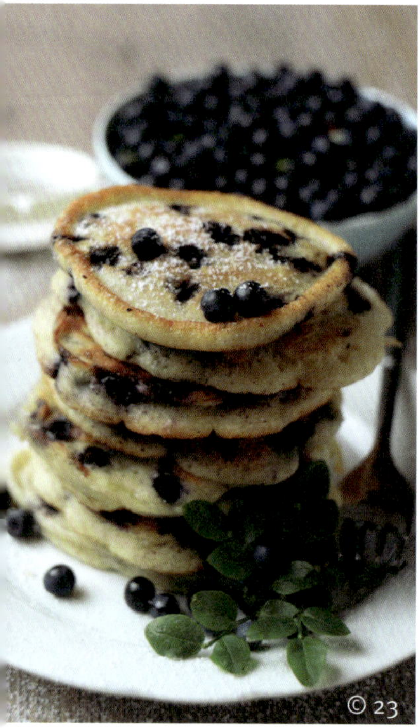
© 23

Buttermilch-Heidelbeer-Pfannkuchen (ca. 12 Stück)

250 g Mehl
2 TL Backpulver
1/2 TL Salz
3 EL Zucker
2 Eier
1/2 Liter Buttermilch
2 EL flüssige Butter
200 g Heidelbeeren
Puderzucker
Butter für die Pfanne

Mehl, Backpulver, Salz und Zucker vermischen, Eier, Buttermilch und Butter einrühren, bis die trockenen Zutaten feucht sind. Etwa 30 Minuten ruhen lassen, dann die Heidelbeeren unterheben (einige zum

Garnieren zurückhalten). In einer beschichteten Pfanne etwas Butter erhitzen und nacheinander kleine Pfannkuchen backen. Mit Puderzucker bestäuben und mit den restlichen Heidelbeeren servieren.

Blaubeer-Smoothie

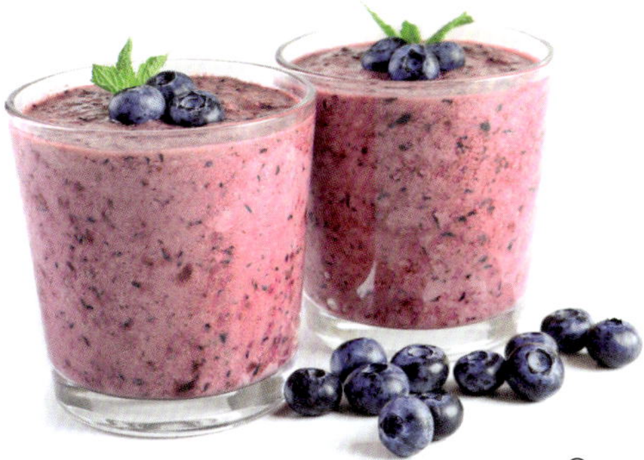

© 24

180 g Heidelbeeren
180 g Naturjoghurt
1 EL Honig
1 große Prise Vanillezucker
1–2 Stängel frische Minze
1/2 Tasse Eiswürfel (optional)

Alle Zutaten pürieren und servieren.

Heidelbeer-Smoothie mit Kokoswasser (4 Pers.)

200 g Heidelbeeren
2 sehr reife Bananen
1/2 Avocado
330 ml Kokoswasser (Bioladen)
200 ml Naturjoghurt
1 Zitrone
1 EL geröstete Brennnesselsamen
Rosenblätter

Heidelbeeren waschen, Bananen schälen und in grobe Stücke schneiden. Zitrone halbieren und den Saft auspressen. Kokoswasser, Joghurt, Zitronensaft, Heidelbeeren, Bananen, Avocado und Brennnesselsamen im Standmixer fein pürieren. Smoothie auf 4 Gläser aufteilen. Mit einigen Rosenblättern und Brennnesselsamen dekorieren.

Mix-Salat mit Äpfeln und Heidelbeer-Dressing (4 Pers.)

Dressing:
125 ml Olivenöl
50 ml Apfelessig
1 Knoblauchzehe, gehackt
1 kleine Zwiebel, gehackt
1 TL grüner Pfeffer, gehackt
1 TL Agavendicksaft
200 g Heidelbeeren
Kräutersalz
Pfeffer

Salat:
500 g verschiedene Blattsalate und Wildkräuter
2 feste Äpfel
100 g Heidelbeeren

Für die Vinaigrette alles in einem Mixer pürieren und nach Geschmack salzen und pfeffern. Salat waschen und abtropfen lassen. Äpfel entkernen, in dünne Scheiben schneiden und auf den Salat geben, beim Servieren die Vinaigrette darüber geben, mit den restlichen Blaubeeren bestreuen.

Heidelbeer-Rosmarin-Marmelade

1 kg Heidelbeeren
1 Bio-Zitrone
1 Vanilleschote
5–6 Rosmarinzweige
500 g Gelierzucker (2:1)

Heidelbeeren waschen. Zitronenschale raspeln und Frucht auspressen. Vanilleschote aufschneiden und Mark herauskratzen. Heidelbeeren in einen großen Topf geben und aufkochen. Gelierzucker, Zitronensaft und -schale, Vanillemark und zerkleinerte Rosmarinzweige hinzugeben. Unter Rühren etwa 5 Minuten kochen lassen.

Marmelade randvoll in Gläser mit Schraubverschluss füllen. Fest verschließen und für etwa 5 Minuten auf den Kopf stellen. Gläser wieder umdrehen und erkalten lassen.

Blaubeer-Risotto mit Garnelen (2 Pers.)

1 Zwiebel
600 ml Gemüsebrühe
4 EL Öl
2 Knoblauchzehen
200 g Risotto-Reis
100 ml Weißwein
8 große TK-Garnelen (geschält, mit Schwanz)
1/2 – 1 rote Pfefferschote
2 Zweige Rosmarin
125 g Blaubeeren

Zwiebel fein würfeln. Gemüsebrühe aufkochen und warm halten. 2 EL Öl in einem Topf erhitzen, Zwiebeln darin glasig dünsten. Knoblauchzehen pressen und kurz mitdünsten. Risotto-Reis zugeben und etwas später Weißwein zugießen. Reis mit Brühe bedecken und offen bei milder Hitze 20 Min. garen. Dabei häufig umrühren, nach und nach die restliche Brühe zugießen. Garnelen auftauen und bis zum Schwanz der Länge nach halbieren. Pfefferschote mit Kernen in Ringe schneiden, Rosmarin grob zerzupfen. Knoblauchzehen in dünne Scheiben hobeln. Restliche 2 EL Öl in einer Pfanne erhitzen, Garnelen, Pfefferschoten, Hälfte vom Rosmarin und Knoblauch darin unter Rühren 3–4 Minuten braten, dann salzen. Nadeln vom restlichen Rosmarin hacken, Blaubeeren waschen. Beides unter das Risotto rühren und weitere 5 Minuten garen. Mit den Garnelen anrichten. (aus: *Essen & Trinken*)

Low-Carb-Rezept: Rinderfilet mit Heidelbeersoße und Bohnensalat (1 Pers.)

Rinderfiletstück (ca. 170 g)
150 g grüne Bohnen
1 rote Zwiebel
5 g Cashewkerne
50 g Heidelbeeren (oder mehr!)
1 EL Rotweinessig
1 EL Olivenöl
Salz
Pfeffer
Zucker
1 Zweig Rosmarin
Fett zum Braten

Bohnen in Salzwasser etwa 12 Minuten lang kochen, danach mit kaltem Wasser abschrecken. Zwiebel in Ringe schneiden und beiseitestellen. Cashewkerne ohne Fett in einer Pfanne anrösten. Geschnittene Zwiebeln und geröstete Kerne zu einer Mischung aus 1 EL Rotweinessig, 1 EL Olivenöl, etwas Salz, Pfeffer und Zucker geben und über die Bohnen gießen. Rinderfilet mit Salz und Pfeffer würzen und einen Zweig Rosmarin mit Küchengarn herumbinden. Das Fleisch in einer Pfanne mit Öl oder Kokosfett unter Wenden braten. Aus dem Bratensatz und 50 g Heidelbeeren sowie 2 EL Wasser die Filetsoße kochen. Filet mit Soße und Salat servieren.

Zucchini-Blaubeer-Flammkuchen

Teig:
240 g Dinkelmehl
1,5 EL Olivenöl
1 TL Salz
etwas Mehl zum Ausrollen

Belag:
7 Zweige Rosmarin
300 g Zucchini
125 g Heidelbeeren
25 g Parmesan
100 g Doppelrahmfrischkäse
frisch gemahlener Pfeffer
1 EL Olivenöl

Mehl, Öl, Salz und 135 ml Wasser in einer Schüssel zu einem glatten Teig verkneten. Teig in Folie gewickelt etwa 1 Stunde ruhen lassen. Den Teig in zwei Hälften teilen und jede Portion auf wenig Mehl zu einem ovalen Fladen ausrollen. Auf zwei mit Backpapier ausgelegte Backbleche legen. Den Backofen auf 240 Grad (Umluft 220 Grad) vorheizen.

Für den Belag den Rosmarin abspülen, etwa 2 Zweige davon fein hacken, den Rest beiseitelegen. Zucchini abspülen, putzen und längs in dünne Scheiben schneiden. Blaubeeren abspülen und trocken tupfen. Parmesan fein reiben. Die beiden Teigfladen mit Frischkäse bestreichen. Gehackten Rosmarin und die Hälfte vom Parmesan darüberstreuen. Die Zucchinischeiben darauflegen, Blaubeeren und den restlichen geriebenen Parmesan darüberstreuen. Restliche Rosmarinzweige darauflegen und mit Salz und Pfeffer würzen.

Den Backofenrost umgedreht auf den Backofenboden legen. Die Backbleche nacheinander auf den Rost stellen und die Fladen etwa 12 Minuten knusprig backen. Herausnehmen, mit Olivenöl beträufeln und sofort servieren. (aus: *www.brigitte.de*)

Heidelbeer-Linsen-Salat

1 Knoblauchzehe
125 g braune Linsen
1 Lorbeerblatt
75 g Heidelbeeren
1 kleine Fenchelknolle (200 g)
1 kleine rote Zwiebel
1 Bund Minze
1 Bund Basilikum
1 Bund Dill
2 EL Balsamico-Essig
3 EL Olivenöl
Salz
frisch gemahlener Pfeffer

Knoblauchzehe schälen und andrücken, Linsen in ein Sieb geben, abspülen und mit Knoblauch und Lorbeer nach Packungsanleitung gar kochen. Die Blaubeeren abspülen und trockentupfen. Fenchel putzen und in sehr kleine Streifen hobeln, Zwiebel schälen und in feine Würfel schneiden. Kräuter waschen und die Blätter in kleinere Stücke zupfen. Linsen abgießen, abspülen und abtropfen lassen. Mit Blaubeeren, Fenchelstreifen, Zwiebeln und Kräutern mischen. Essig, Öl, Salz, Pfeffer dazugeben, gut vermischen und etwas durchziehen lassen. Eventuell mit Limettenscheiben dekorieren.

Literatur und Quellen

Aberle, Gabi, Lebert, Jutta, Wahner, Renate, Wölfl, Hanne: *HEIDELBEERE Myrtilli Fructus – eine homöopathische Prüfung*, Gauting: Homöopathie-Forum e. V. Verlag, 2004

Arvay, Clemens G.: *Der Biophilia Effekt – Heilung aus dem Wald*, Wien: edition a, 2015

Béliveau, Prof. Dr. med. Richard, Dr. med. Denis Gingras: *Krebszellen mögen keine Himbeeren*, München: Goldmann, 2010

Bingemer, Susanna: *Superfoods – Kraftpakete aus der Natur*, München: GU, 2015

Bühring, Ursel: *Praxis-Lehrbuch der modernen Heilpflanzenkunde*, Stuttgart: Sonntag, 2005

Dreßler, Margarete: *Die unbekannten Heilkräfte der Blaubeere*, München: Knaur MensSana, 2011

Dreßler, Margarete: *Die Heilkraft der Beeren*, München: Herbig, 2011

Duke, Dr. James A.: *Heilende Nahrungsmittel*, München: Goldmann, 2010

Fritschi, Hans-Josef: *Spagyrik. Lehr- und Arbeitsbuch*, Stuttgart: Gustav Fischer, 1997

Hemgesberg, H.P.: *Natürlich gesund mit der Heidelbeere*, Hofheim: Medina,1999

Kneipp, Sebastian: *Meine Wasserkur/So sollt Ihr leben*, Stuttgart: Haug, 2004

Löser, Evemarie und Frank: *Heidelbeere: Herkunft, Anwendungen und Rezepte*, Ilmenau: Demmler, 2015

Madaus, Gerhard: *Lehrbuch der biologischen Heilmittel*, Band III und Register, Hildesheim: Georg Olms, 1979

Robinson, Jo: *Knoblauch gegen Krebs und Blaubeeren für das Herz*, München: riva, 2014

Schilcher, H., Kammerer S., Wegener, T.: *Leitfaden Phytotherapie*, München: Urban & Fischer, 4. Auflage 2010

Stammel, Heinz J.: *Die Apotheke Manitous – das Heilwissen der Indianer*, Berlin: rororo 2000

Tepperwein, Kurt: *Das große Body-Fit-Buch für Körper und Seele*, München: mvg, 2007

Treben, Maria: *Gesundheit aus der Apotheke Gottes: Ratschläge und Erfahrungen mit Heilkräutern*, Steyr: Ennsthaler, 2013

Vitale, Joe, Hew Len, Ihaleakala: *Zero Limits*, Weinheim: Wiley-VCH, 2012

Weitere Informationen sind im Internet auf der Seite der VAK Verlags GmbH abrufbar. Im Verzeichnis „Downloads" unter der Rubrik „Service" auf *www.vakverlag.de* finden Sie eine Übersicht mit weiterführenden Internetseiten.

Wenn Sie sich für Studienergebnisse interessieren, erhalten Sie diese auf Anfrage direkt bei der Autorin. Bitte senden Sie hierzu eine E-Mail mit dem Betreff „Heidelbeere/Studien" an folgende Adresse: *lindner.bettina@t-online.de*

Über die Autorin

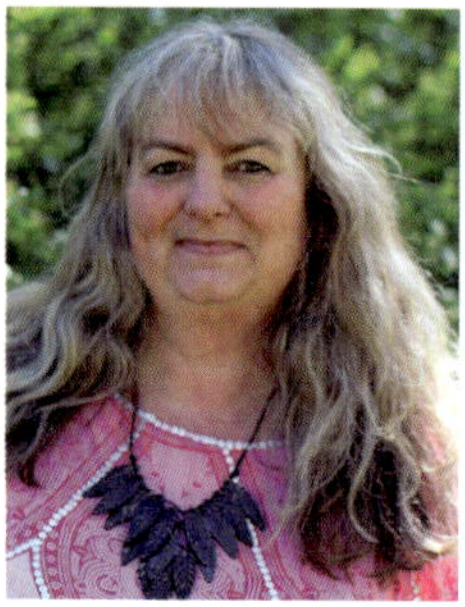

Bettina-Nicola Lindner ist in München aufgewachsen, hat Kommunikationswissenschaften und Psychologie studiert und eine Ausbildung zur Redakteurin bei der Würzburger Main Post absolviert.

Seit mehr als 25 Jahren arbeitet sie als Journalistin und Autorin – vorwiegend im Gesundheitsbereich.

Ihre Themenschwerpunkte sind: Naturheilkunde, Ganzheitsmedizin, Prävention, Salutogenese und Spiritualität. Sie war sowohl Medizin-Redakteurin bei mehreren großen Publikumszeitschriften als auch langjährige Chefredakteurin der Gesundheitszeitschriften *Heilpraxis Magazin* (D) und *natürlich GESUND* (Schweiz).

Die Gesundheitspraktikerin (BfG/DGAM) hat sich viele Jahre in ganzheitlichen Therapien und Coachingformen fortgebildet (u. a. Heilpflanzen, Schamanismus, Psychotherapie, Coaching, Focusing, Meditation, Mentalfeldtechniken) und wohnt heute in der Nähe von Freiburg.

Sie ist Autorin zahlreicher Artikel und mehrerer Bücher über natürliche Gesundheit.